作りおき
シリーズ
食事療法

塩分コントロールが楽になる！

作りおきできる減塩おかず

検見﨑 聡美
料理研究家・管理栄養士

女子栄養大学出版部

はじめに

冷蔵庫に1つでも「作りおきおかず」があればうれしいもの。ごはん作りが少し楽になって、気持ちの余裕が生まれます。

冷蔵庫のない時代から日本の食卓には「常備菜」という名の作りおきおかずが存在しました。昔ながらの常備菜といえば、ひじきの煮物やきんぴらごぼう、つくだ煮や漬物など、塩やしょうゆ、砂糖をしっかり使った味の濃いものがほとんどです。日持ちをよくする意味もありますが、ごはんに合う味が好まれたのでしょう。和食は塩分が高いとされる理由の一つでもあります。

冷蔵庫が普及した今、じつは塩やしょうゆなどの塩分の力を借りなくても、食材をしっかり加熱し、清潔な道具や保存容器を使えば、冷蔵庫で1週間ほど持たせることができます。

では、作りおきおかずで減塩するときのポイントはいったいなんでしょうか。作りおきおかずに限らず、減塩を心がける人の多くが「味のもの足りなさ」につまずきます。やはり、これまで食べてきた和食の味のイメージが強く残っているのでしょう。

しかし、調味料で味つけしなくても、食材はそれぞれ本来の「味」を持っています。その味は千差万別、違う食材で同じ味を持つことは絶対にありません。ですから、私は「減塩（塩を減らす）」ではなく、「0」の状態から「足し算」をするようにレシピを考えます。その食材の持つ味を最大限に引き出

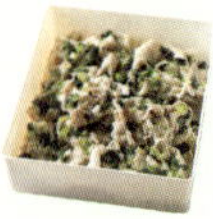
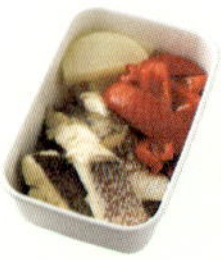
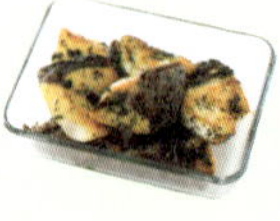
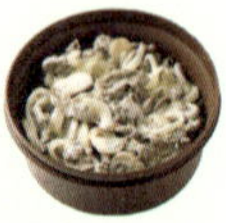

すために最適な調味料を探して、少しずつ足していくのです。
加えて、作りおきおかずですから、1回食べて終わりではありません。「数日後もおいしい」ことと、どんな献立にも合わせやすく、「また食べたくなる味」であること――。そんなふうに考えてみました。
この本では「塩分0g」の作りおきおかずを約20品、塩分0.1～0.2gと「塩分ほぼ0g」の作りおきおかずを約30品ご紹介しています。献立の中の1品をこれらのおかずにかえるだけで、1食あたりの塩分を減らせます。さらに塩分0gおかずを毎食1品作れば、1日あたりの塩分をぐんと減らせます。つまり、塩分0gおかずのレパートリーが増えれば、減塩は楽になるのです。
また、ご紹介している料理は、できるだけ少ない調味料で、それぞれの食材が持つ本来の味を楽しめるレシピになっています。どうしてももの足りなければ、ご自身の目指す減塩の目標に合わせて少し調味料を足してもよいでしょう。いっしょに食べる人が減塩を必要としないなら、食卓で少し塩をふるなど調整するのも一つです。
でも、まずはレシピどおりに作って、ぜひ一度食べてみてください。きっと新しい味覚のトビラが開いて、あなた好みの味に出合えるはずです。

料理研究家・管理栄養士　**検見﨑聡美**

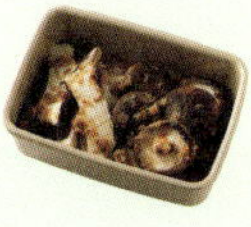
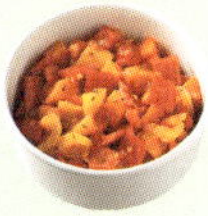
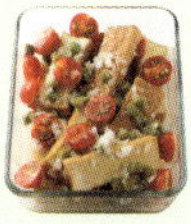
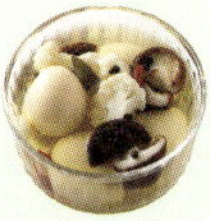

CONTENTS

減塩×作りおきのポイント❶

気になるのは「日持ち」。
安全を期するために…

しっかり加熱する

減塩しながら「作りおきおかず」を作るとき、気になるのはやっぱり「日持ち」ではないでしょうか。

本書で紹介しているレシピでは、「しっかり加熱する」ということを基本としました。[※1] もし、食べ物に食中毒を起こす原因となる細菌やウイルスが付着していたとしても、そのほとんどは加熱することで死滅するからです。肉や魚の場合は、中心部の温度を75℃以上で1分間以上加熱することが目安です。[※2]

煮たり、焼いたり、揚げ物にしたり……食べ物を加熱する調理法はいろいろありますが、これらは、「減塩でおいしい料理を作ること」にもつながります。肉の表面を焼きつけることで香ばしさを出したり、野菜をじっくり煮込んでうま味を引き出すなど、味つけ以前の調理工程は料理全体の味にも影響するのです。食材の持ち味を考えて最適の加熱法を選び、ポイントをおさえて調理しましょう。

※1　加熱しない場合は、「南蛮漬け」や「マリネ」のように酢をしっかりきかせ、菌の繁殖をおさえるくふうをしました。「キッチンの衛生管理（11ページ）」の内容もご確認ください。

※2　この目安は、ほとんどの食中毒菌が死滅する温度で、ウイルスの場合は異なります。たとえばノロウイルスなら「85℃以上1分間以上」が目安となります。

減塩でもおいしい 加熱のポイント

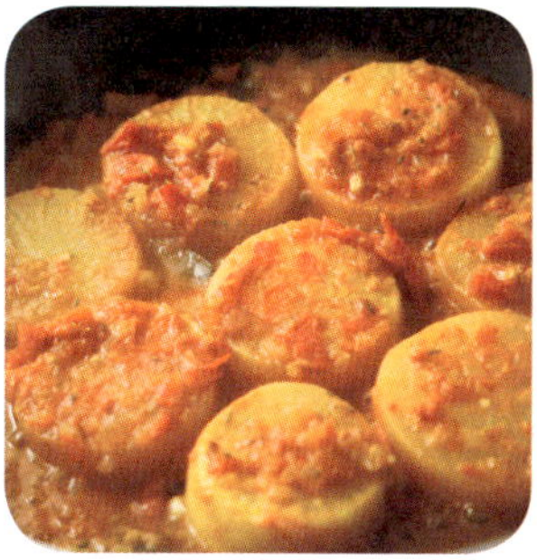

しっかり火を通して食中毒の原因菌を死滅させる。加熱時間や火加減が「味の決め手」となることもある。

焼く

肉や魚をフライパンや魚焼きグリルでこんがりと焼けば、香ばしい香りとこくを楽しめます。野菜やきのこを焼くと、水分が蒸発してうま味が凝縮されます。

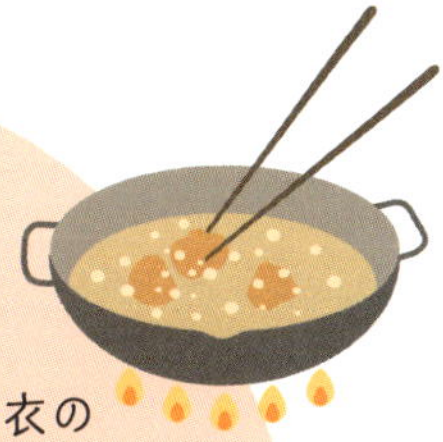

揚げる

揚げ物は、カリッとした衣の食感や香ばしさ、油のこくなど、食欲を刺激する要素がいっぱい。味つけが最小限でも満足度が高いので、減塩しやすい調理法です。

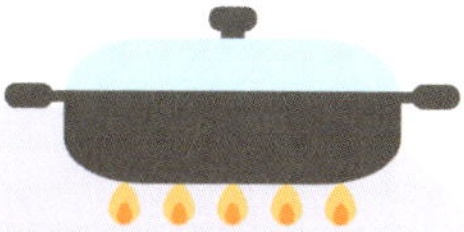

蒸し焼き・蒸し煮

なべに野菜などの材料と水分を少し入れてふたをし、蒸し焼きや蒸し煮にすると、食材のうま味や甘味が引き出され、味がぐっと濃くなるように感じられます。

お熱いうちに…♪

食材をゆでてから調味料を加え混ぜたり、揚げてから漬け汁に入れるとき、「まだ熱いうちに」とレシピに書かれていることがあります。あつあつの状態のほうが、調味料や香味野菜の味や香りが食材になじみやすいからです。「まだ熱いうちに」と書かれていたら、心してご準備を。

減塩×作りおきのポイント❷

味のうすさ、もの足りなさに
つまづかないために…

塩分に頼らないボケない味つけ

減塩レシピの目的は塩分摂取量を減らすことですから、塩はもちろん、しょうやみそなど塩分の高い調味料はあまり使えません。塩以外の味や香り、食感で補うことが必要になってきます。

手軽にできる方法は、調味料やスパイスで酸味や辛味をきかせることです。最近は、家庭でもエスニック系の料理がよく作られるようになり、特に辛味のバリエーションは増えています。いろいろなスパイスも手に入りやすいので、自分好みの味を探してみるのもよいでしょう。

砂糖やはちみつなどの甘味も存在感のある味ですが、昔ながらの甘じょっぱい味つけのときは要注意。塩やしょうゆなどを減らしたら砂糖も減らさないと、味のバランスが壊れてかえってもの足りなく感じてしまいます。

また、大事なのは食材そのものの味。調味料を控えると、食材の味がメインとなり前に出てきます。料理全体の味や香り、食感などすべてを左右するので、肉や魚はもちろん野菜も、できるだけ鮮度のよいものを使うようにしてください。

減塩でもおいしい 味つけのポイント

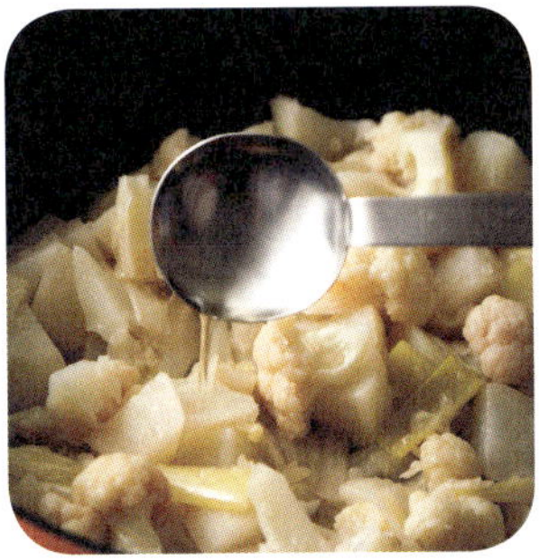

減塩料理には欠かせない酢。酢をかけたり、酢で煮たり、最後に加えて風味を残したり、使い方によって味わいも変化する。

酸味

酢や柑橘《かんきつ》類の酸味には、塩味を引き立たせる効果があります。辛味を加えた「すっぱ辛い」味や、砂糖やはちみつを加えた「甘ずっぱい」味などのバリエーションも楽しめます。

こく

肉や魚の脂、クリームなどの乳製品、揚げ物の油などの濃厚で複雑なうま味のことを「こく」といいます。口にしたときに大きな満足感を与える味覚の1つです。

食感

肉をこんがり焼いてパリッとした皮、揚げ物のサクサクした衣、カリカリといい音がするナッツなど、食材の歯ざわりや噛《か》みごたえも食べたときの満足度を高めます。

辛味

こしょうは舌にピリッ、マスタードは鼻にツンとくるなど、いろいろなタイプの香辛料があります。ねぎやしょうがなど香味野菜の辛味もよいアクセントです。

コラム「減塩のミカタ」もチェック！
26ページ「食材のうま味とだし」
40ページ「香味野菜と酸味いろいろ」
52ページ「アクセントをきかせる」

減塩×作りおきのポイント③

できたて、作りたてを
食べるわけではないから…

数日後もおいしいくふう

「作りおきおかず」は時間のあるときにまとめて作れるのがよいところ。忙しいときのために前もって作ることもあれば、作ったその日に半分食べて数日後の献立に再登場させたり、お弁当のおかずにしたり……といろいろな食べ方のパターンがあるでしょう。

一般的に料理は「作りたて」がいちばんおいしいものですが、減塩レシピの場合は特にそう感じる人もいるかもしれません。本書では、数日後も味が落ちにくいものを紹介しています。時間がたって味が変化すると、ラタトゥイユのように作りたてとは違った味わいが生まれる料理もあります。煮物などは、時間をおいたほうが味がよくしみておいしいと感じることもあるでしょう。

数日後に食べるときのひと手間で料理がおいしくなることもあります。フライなどの揚げ物は、オーブントースターで軽く焼くと衣がカリッとしておいしくなりますし、煮物などを盛りつける前にさっと全体を混ぜ合わせると、味のむらがなくなります。

また、食中毒を起こさないことは必須。まちがった調理法や保存法によって料理が傷まないように、衛生面には充分に気を配りましょう。

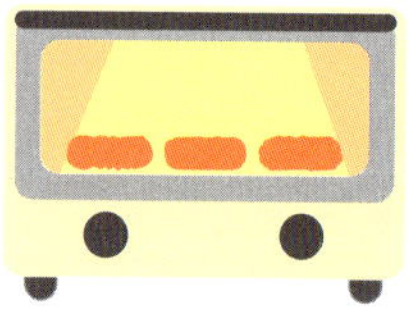

キッチンの衛生管理

買い物、調理、保存のポイント

買い物のとき

●生鮮食品は新鮮なものを購入する（消費期限を確認すること）。

●肉や魚などはポリ袋に入れ、汁がほかの食品につかないようにする。

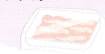

食品を保存するとき

●冷蔵や冷凍の食品は、買い物から帰ってきたらすぐに冷蔵庫や冷凍庫に入れる。

●肉や魚はポリ袋に入れ、庫内でほかの食品に汁がつかないようにする。

●冷蔵庫は10℃以下、冷凍庫は−15℃以下に保つ。冷蔵庫に詰めすぎると、庫内の温度が上がってしまうので注意する。

調理するとき

●手をよく洗い、タオルやふきんは清潔なものを使う。肉や魚、卵などを扱うときは前後に手を洗う。

●包丁やまな板は使うたびにきれいに洗う。生の魚や肉に使ったときは特によく洗い、熱湯をかけてから別の素材に使う。

●肉や魚は中までしっかり火を通す。

おかずを保存するとき

●作ったおかずは室温に長く放置せず、冷蔵庫や冷凍庫に入れる。その際はよく洗った手や道具で扱い、清潔な容器に入れて保存する。

●保存していたおかずを食べるときは、保存容器から食器に移しかえる。保存容器から箸《はし》で直接食べたり、残ったおかずをまた冷蔵庫に戻したりしない。

●保存の目安の期間内であっても、温度管理がしっかりできなかったり、においなどあやしいと思ったりしたものは食べずに処分する。

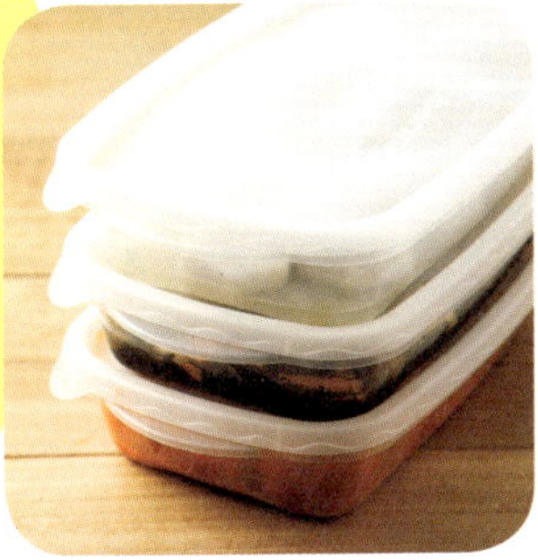

作りおきおかずは、清潔な容器に入れて保存する。

参考：厚生労働省ウェブサイト「食中毒を防ぐ３つの原則・６つのポイント」

本書について

この本の特徴

●1人分の塩分が0～1gと、ごく低塩の作りおきおかず（4回分）を中心に紹介しています。

●左のように、各レシピに1回分あたりの塩分量と保存期間を示しました。冷凍可能なおかずには「冷凍可」のマークをつけています（冷凍保存の期間は4週間です）。

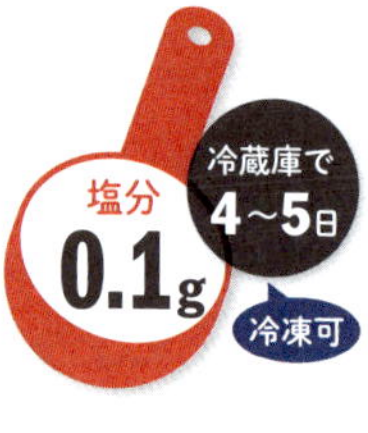

●記載している塩分を含む栄養価は、汁などを含めて全量摂取した場合の成分値です。

●保存期間はあくまで目安です。冷蔵庫内の温度は10℃以下に保ち、出し入れする際は常温に長く置かないなど充分に注意してください。

●試食や試作をした本書スタッフによる感想を「食レポ」として掲載しています。レシピの選択や、調理の参考にしてください。

食レポ

料理レシピの見方

●食品（肉、魚、野菜、果物など）の重量は特に表記のない場合はすべて正味重量です。正味重量とは、皮、骨、殻、芯、種などの食べない部分を除いた実際に口に入る重量のことです。

●だしは、こんぶと削りガツオでとった「こんぶカツオだし」と、こんぶでとった「こんぶだし」の2つを使い分けしています（だしについては26ページへ）。市販のだしの素を使用する場合は、パッケージの表示通りに薄めてお使いください。市販のだしの素の場合、意外に塩分が高いこともあるので、パッケージで表示を確認しましょう。

●電子レンジは600Wのものを使用しました。加熱時間は目安です。お使いの機種に合わせて加減してください。

塩分について

●塩分とは、ナトリウムの量を食塩に換算した食塩相当量を指します。

●塩は小さじ1＝6gのものを使用しました。

●ごく低塩のおかずがほとんどですので、ご自身の塩分制限の目標に合わせて塩などを足して調整してもよいでしょう。しかし、まずはレシピどおりに作って試してください。おいしく食べられますし、薄味に慣れるトレーニングにもなります。

計量について

●1カップ＝200mℓ、大さじ1＝15mℓ、小さじ1＝5mℓです。

●特に減塩が必要なかたには、女子栄養大学が考案したミニスプーン（1mℓ）がおすすめです。このミニスプーン1杯分の塩は約1g（サラサラした精製塩なら1.2g、粒子の粗い塩なら1g）。ごくわずかな量でも計りやすく、微調整ができるのでたいへん便利です。

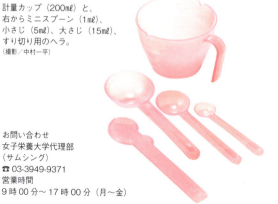

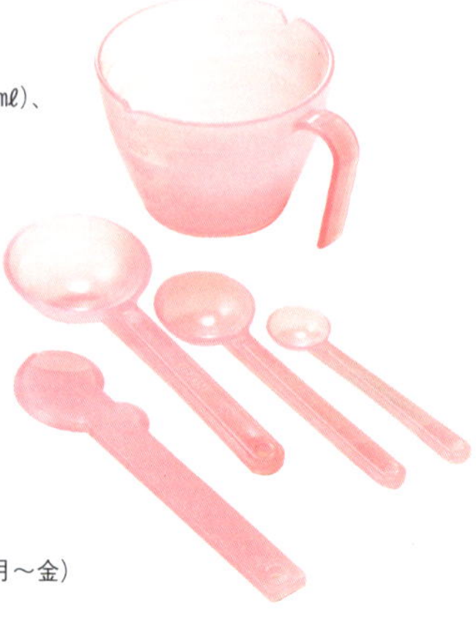

計量カップ（200mℓ）と、
右からミニスプーン（1mℓ）、
小さじ（5mℓ）、大さじ（15mℓ）、
すり切り用のヘラ。
（撮影／中村一平）

お問い合わせ
女子栄養大学代理部
（サムシング）
☎03-3949-9371
営業時間
9時00分～17時00分（月～金）

PART

1

肉のおかず

肉は少量の塩でももの足りなさを感じにくく、減塩しやすい食材です。
さらにハーブや香辛料を駆使して調味料を最小限にし、
低塩でも満足できる味を追求しました。

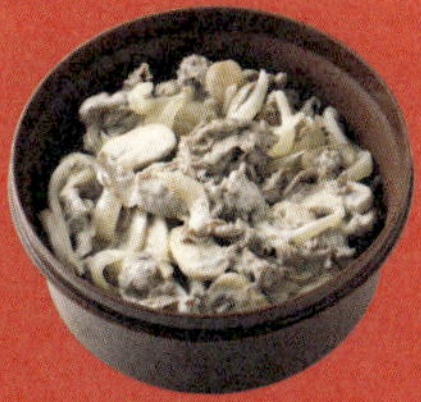

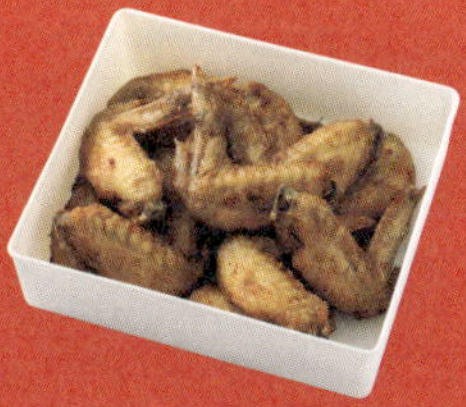

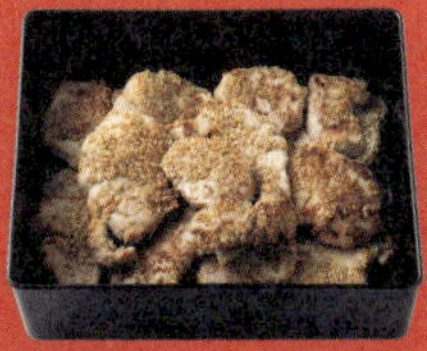

塩分 0.1g

冷蔵庫で 4～5日

冷凍可

野菜のうま味をソースに生かして。

豚ひき肉団子のトマトソース煮

1人分　250kcal

材料／作りやすい分量（1人分×4回）

豚ひき肉……300g
玉ねぎ……1個＋½個（300g）
セロリ……⅓本（40g）
こしょう……少量
オリーブ油……大さじ1
a
- トマト水煮缶（カット）……½缶（200g）
- ロリエ……1枚
- 砂糖……小さじ½
- 湯……¾カップ

さやいんげん……60g

作り方

1 玉ねぎとセロリはみじん切りにする。

2 豚ひき肉に1の玉ねぎ1個分（200g）、こしょうを加えてよく混ぜ合わせ、12等分にして丸める。

3 なべにオリーブ油を中火で熱し、残りの玉ねぎとセロリをいためる。しんなりとなったらaを加えて混ぜる。煮立ったら2を加え、ふたをして7～8分煮る。肉団子の表面の色が変わったら軽く混ぜ、弱火にする。ふたをしてときどき混ぜながら、汁けがほとんどなくなるまで煮る。

4 いんげんは4cm長さに切り、ゆでる。3に加えてひと煮する。

減塩note

肉だねに塩は入れずに、
玉ねぎとセロリの風味がきいた
トマトソースで味わう。

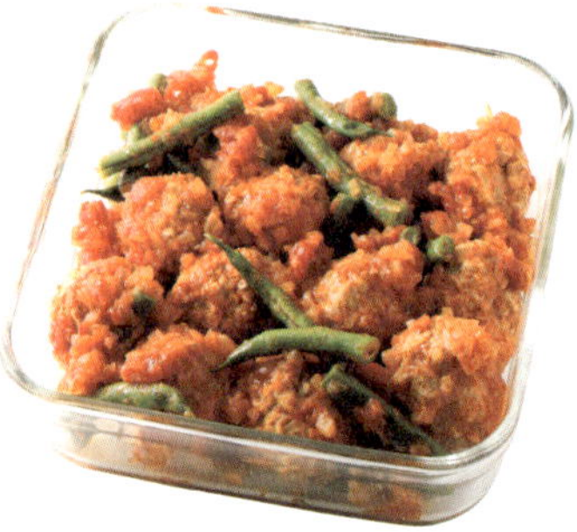

食レポ　さっぱりしたトマト味の中に野菜のうま味も感じられるソース。
玉ねぎがたっぷり入った肉団子は食べごたえがあります。

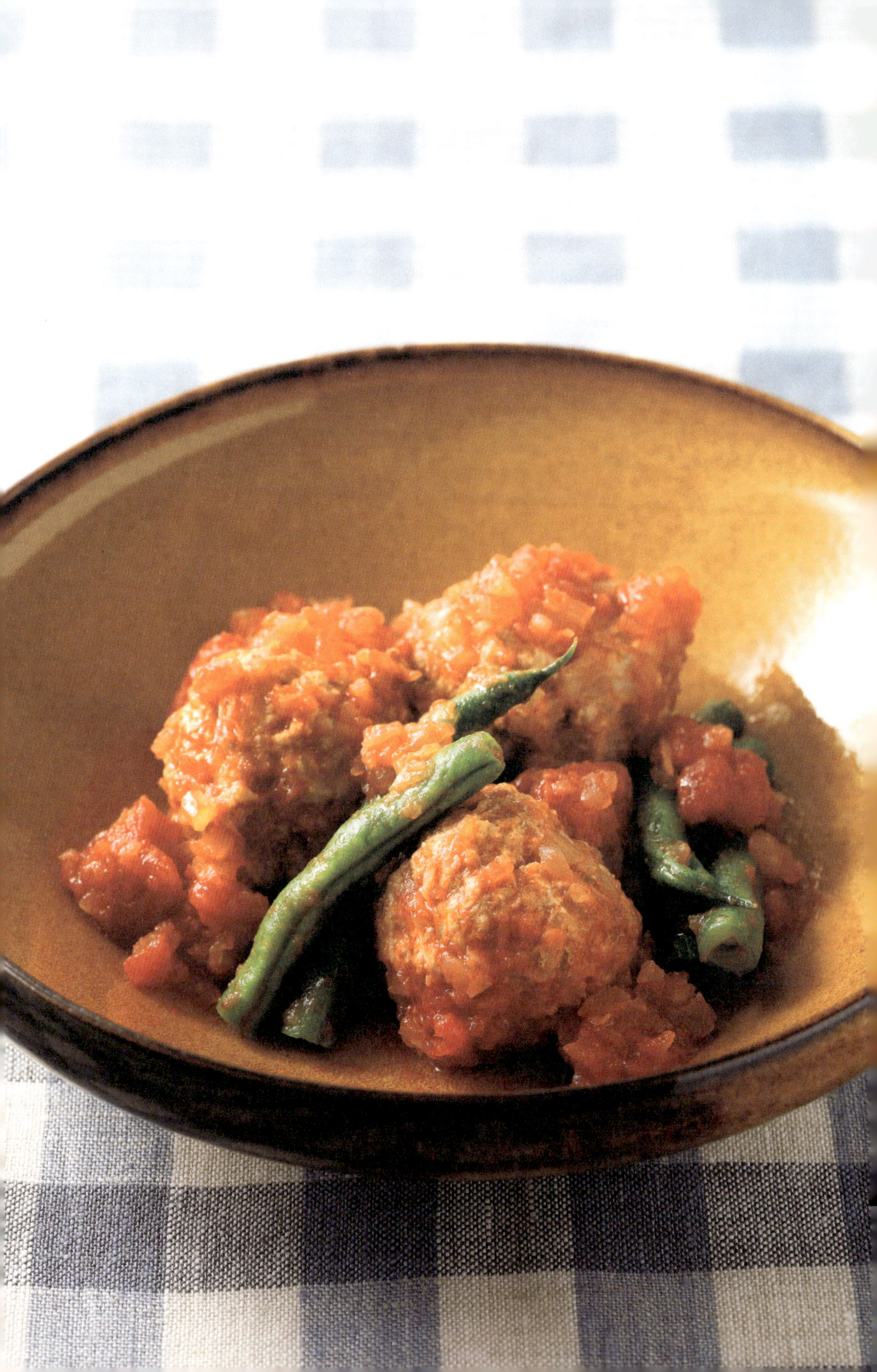

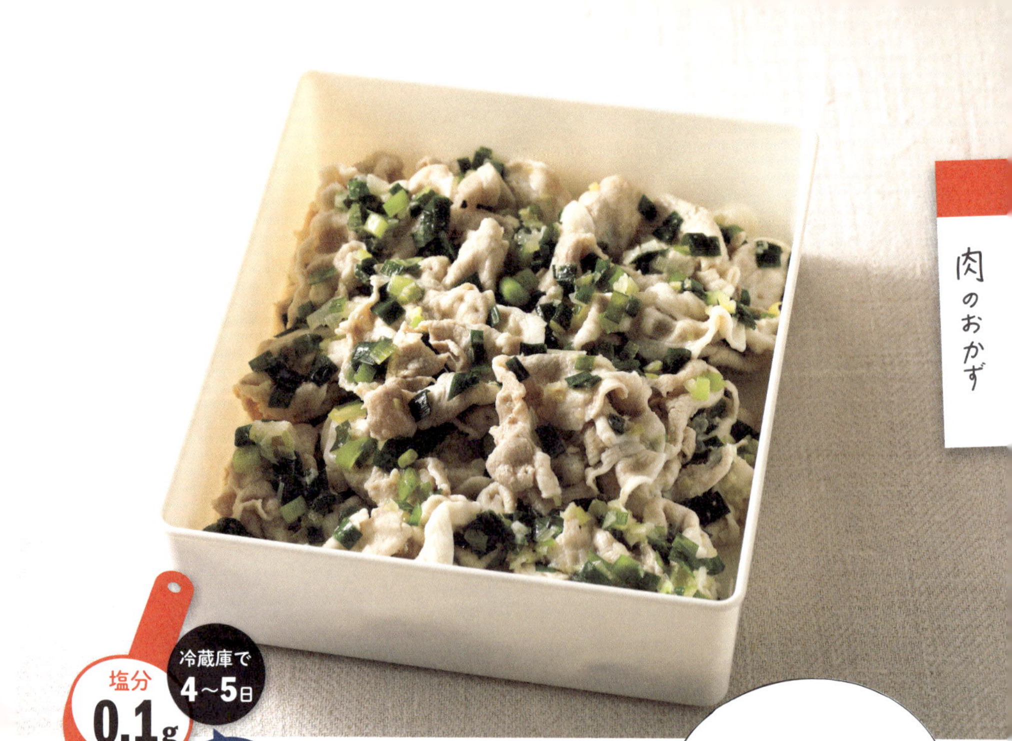

塩分 0.1g

冷蔵庫で 4～5日

冷凍可

にらの風味とごま油がよく合う。

豚肉の薬味煮

1人分　222kcal

ねぎやしょうがなどの薬味を細かく刻むと、肉にむらなくしっかりからむ。

減塩note

材料／作りやすい分量（1人分×4回）

- 豚ロースしゃぶしゃぶ用肉……300g
- ねぎ……⅖本（40g）
- しょうが……½かけ
- にら……½束（50g）
- ごま油……大さじ½
- a 酒……大さじ1
- a 湯……1カップ
- こしょう……少量

作り方

1 ねぎとしょうがはみじん切りにする。

2 にらは小口切りにする。

3 なべにごま油を中火で熱し、1をいためる。香りが立ったらaを加える。煮立ったところに豚肉を加え、ほぐしながら火を通す。再び煮立ったらアクを除いてこしょうをふる。2を加えて混ぜながら全体に火を通す。

食レポ ちょっとくせのあるにらが味の主役ですが、肉本来の味もしっかり感じられます。冷たくして食べてもおいしい。

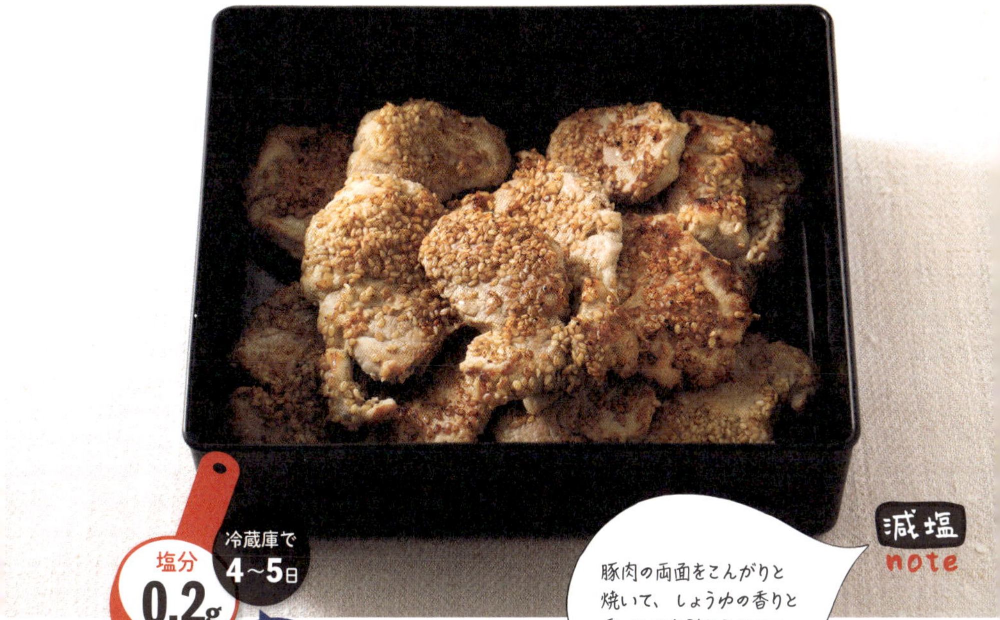

塩分
0.2g

冷蔵庫で
4～5日

冷凍可

減塩
note

豚肉の両面をこんがりと焼いて、しょうゆの香りと香ばしさを引き立たせる。

香りのいいごまをたっぷり使って。

豚ヒレ肉のごま衣焼き

1人分　137kcal

材料／作りやすい分量（1人分×4回）

豚ヒレ肉……300g
みりん……小さじ½
しょうゆ……小さじ⅓
とき卵……¼個分
いり白ごま……大さじ1⅓
サラダ油……大さじ½

作り方

1 豚肉は8㎜厚さに切り、肉たたきやめん棒などで軽くたたいてやわらかくする。みりん、しょうゆをからめてもみこみ、とき卵をからめる。

2 バットにごまの半量を広げ、1を並べる。残りのごまを上から全体に散らす。

3 フライパンに油を中火で熱し、2の両面をこんがりと焼く。

◆ **おすすめのつけ合わせ**…ゆでたアスパラガスなど。

食レポ ごまは香ばしさだけでなく、プチプチとした食感もアクセントになって楽しい。ほんの少しのしょうゆの味も強く感じられます。

塩分 0.1g

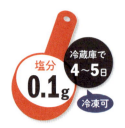

冷蔵庫で 4～5日

冷凍可

電子レンジで作れてお手軽です。

チキンミートローフ

1人分　207kcal

材料／作りやすい分量（1人分×4回）

鶏ひき肉……300g

玉ねぎ……1個（200g）

a
- こしょう……少量
- ディル・タイム（各ドライ、ホール）……各小さじ1

くるみ……15g

アーモンド（粒）……15g

作り方

1 玉ねぎはみじん切りにする。

2 鶏ひき肉と1、aを合わせてよく混ぜる。くるみとアーモンドを加えてさらに混ぜる。

3 2をひとまとめにしてラップでぴったり包み、15～16cm長さの円柱状に形を整える（両端のラップは開いてゆるめておく）。耐熱皿にのせ、電子レンジ（600W）で4分加熱し、裏返してさらに2分加熱する。

4 完全にさめてから、8等分に切る。

減塩 note

調味料はこしょうとスパイスだけ。自分の好みと減塩目標に合わせて食べるときに粒マスタードをつけたり、マスタードとマヨネーズを混ぜ合わせたソースをかけて調整してもよい。

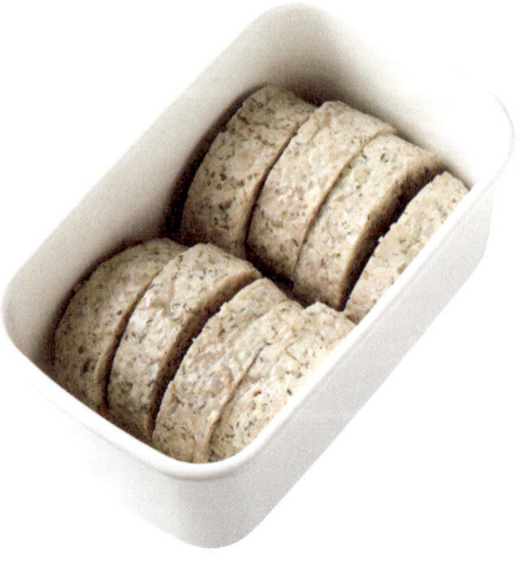

食レポ　ミートローフの中のくるみとアーモンドは、やわらかくサクッとした食感で新鮮でした。わが家では、トマトケチャップを少しつけてみました。

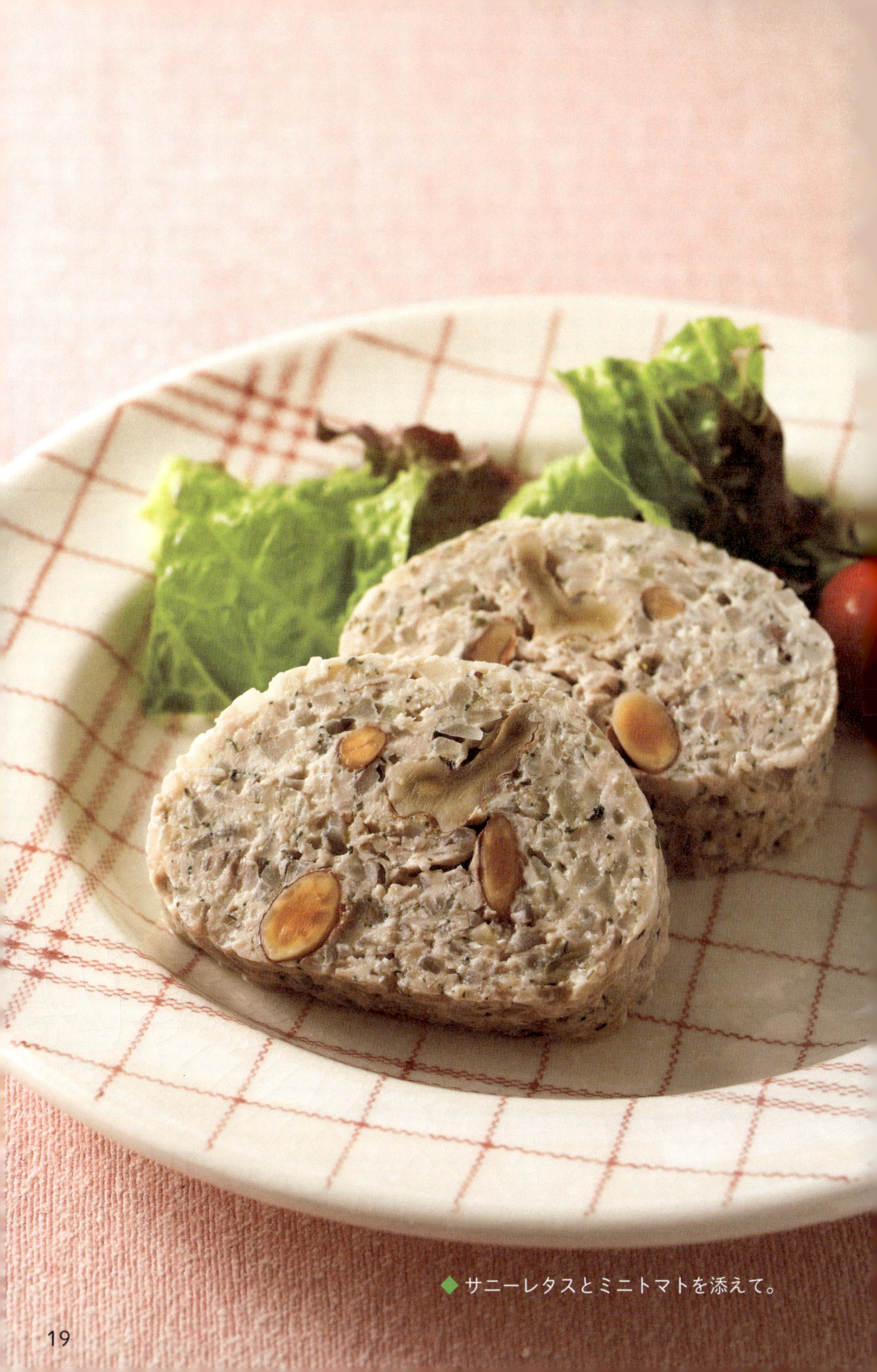

◆サニーレタスとミニトマトを添えて。

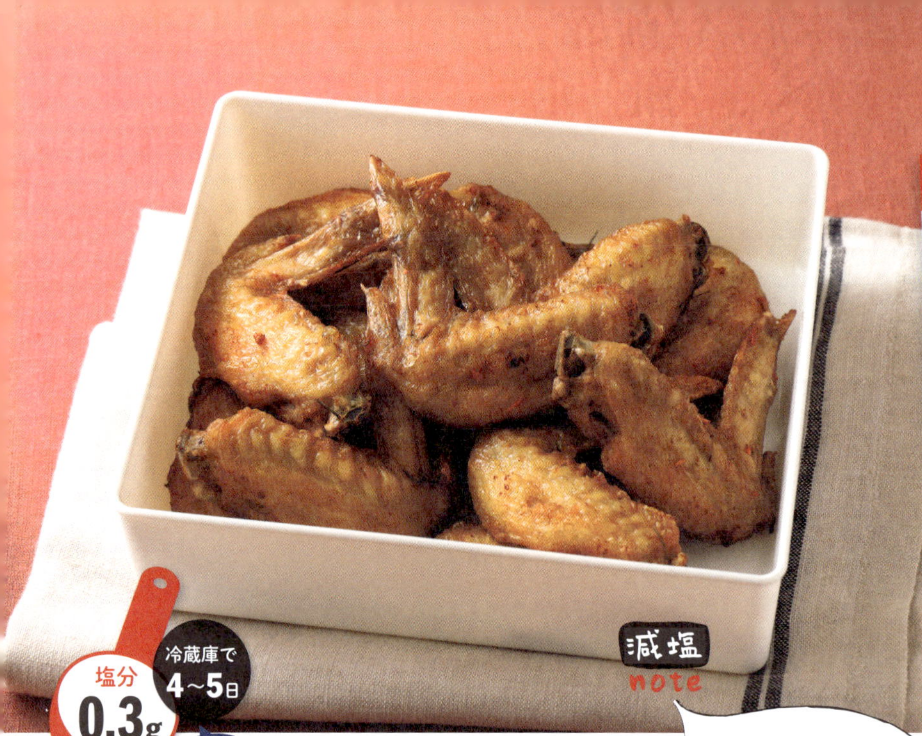

塩分 0.3g

冷蔵庫で 4～5日

冷凍可

減塩 note

ライムやレモンを搾りながら
食べるのもおすすめ。
ハーブがないときの代用
としてもOK。

エスニック風味でパリッと香ばしい。

鶏手羽先の香り揚げ

1人分　197kcal

材料／作りやすい分量（1人分×4回）

鶏手羽先……12本（骨付きで540g）

a
- ナンプラー……小さじ⅓
- にんにく（つぶす）……½かけ
- とうがらし（刻む）……少量
- レモングラス（ドライ）・ライムリーフ（ドライ、あれば）……各少量

揚げ油

作り方

1 鶏手羽先にaをよくもみこみ、1時間おく（冷蔵庫で一晩おいてもよい）。

2 1の汁けをふき、140～150°Cに熱した揚げ油に入れる。こんがりと色づくまで12～13分かけてゆっくりと揚げ、油をきる。

◆ **おすすめのつけ合わせ**…ちぎったレタスや、斜め切りしたきゅうりなど。

食材memo

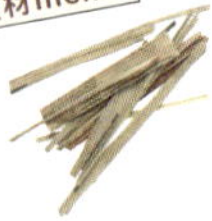

レモングラス

レモンに似た香りの葉で、お茶（ハーブティー）や東南アジア系の料理（カレーやトム・ヤム・クンなど）によく使う。

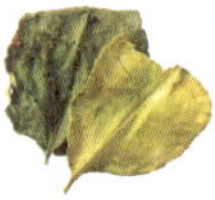

ライムリーフ（こぶみかんの葉）

柑橘《かんきつ》系の香りを持つハーブ。レモングラスと同じく、カレーやトム・ヤム・クンのほか、いため物やスープなどの香りづけに。

食レポ 皮は油のこくとパリッとした食感を、中はしっとりとした肉のうま味を楽しめます。ナンプラーとスパイスの複雑な香りが新鮮。

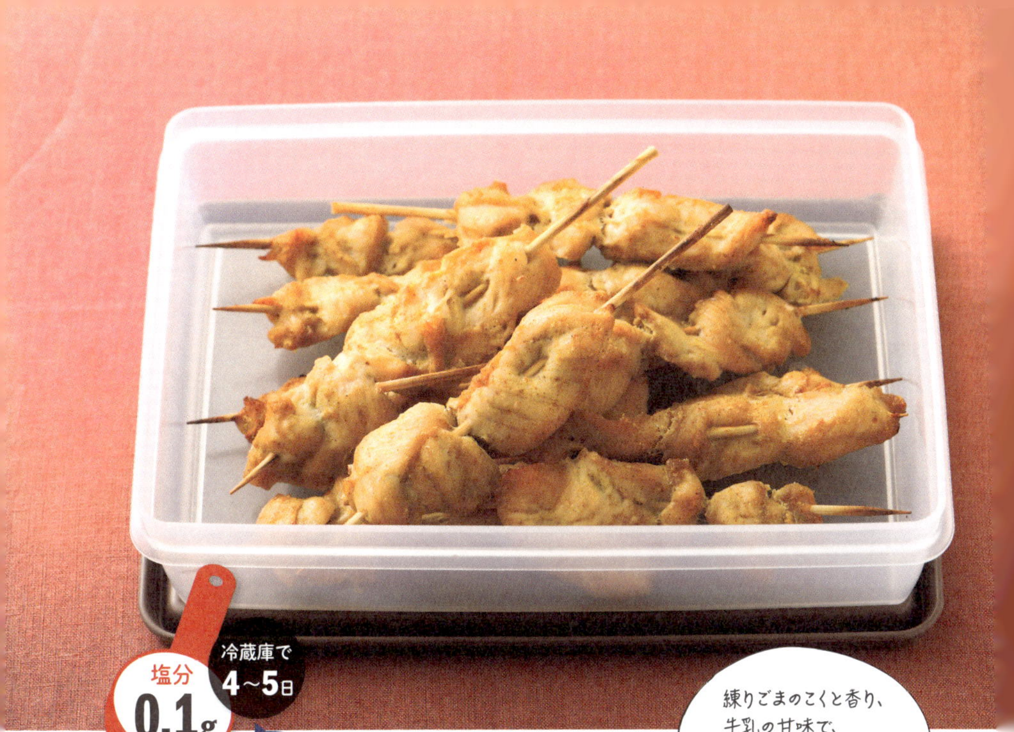

塩分 0.1g

冷蔵庫で 4〜5日

冷凍可

練りごまのこくと香り、
牛乳の甘味で、
少量のしょうゆでも
満足できる味に。

減塩 note

マイルドなカレー風味の焼きとりです。

鶏ささ身のサテ※

1人分　94kcal

※インドネシア風の串焼き。

材料／作りやすい分量（1人分×4回）

鶏ささ身……6本（300g）

a
- 牛乳……小さじ2
- 練り白ごま……小さじ1
- 砂糖……小さじ1
- カレー粉……小さじ½
- しょうゆ……小さじ⅓

作り方

1 鶏ささ身は筋を除いて1㎝厚さのそぎ切りにする。

2 ボールにaを混ぜ合わせ、1を加えてよくからめる。

3 2を12等分し、竹串にそれぞれ刺す。魚焼きグリルに並べ入れ、火が通るまで7～8分焼く。

◆ **おすすめのつけ合わせ**…セロリやにんじんの野菜スティックなど。

食レポ ごまや牛乳が入っているせいか、やさしい味。串焼きスタイルで食べやすく、噛《か》むほどに肉のうま味を感じます。

塩分 0.4g

冷蔵庫で 4～5日

冷凍可

サクサクの衣とすっぱ辛いマスタードで満足度◎。

マスタード牛カツ

1人分　318kcal

材料／作りやすい分量（1人分×4回）

牛もも薄切り肉（赤身）……300g
こしょう……少量
フレンチマスタード
……大さじ1⅓（20g）
小麦粉……適量
とき卵……½個分
パン粉※……適量
揚げ油

※サクッと揚がる生パン粉がおすすめ。普通のパン粉を使うときは、霧吹きで水をかけてしっとりとさせるとよい。

作り方

1 牛肉を広げ、こしょうをふる。片面にマスタードを塗って2つ折りにし、マスタードがはみ出さないようにしっかりとおさえる。

2 1に小麦粉を薄くまぶし、とき卵をからめてパン粉をつける。170～180℃に熱した揚げ油でこんがりと揚げ、油をきる。

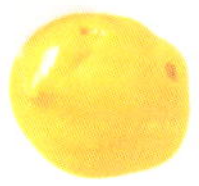

食材memo

フレンチマスタード

和からしよりも辛味はマイルドで、酸味と甘味があるのが特徴。口当たりもなめらかで上品な味。

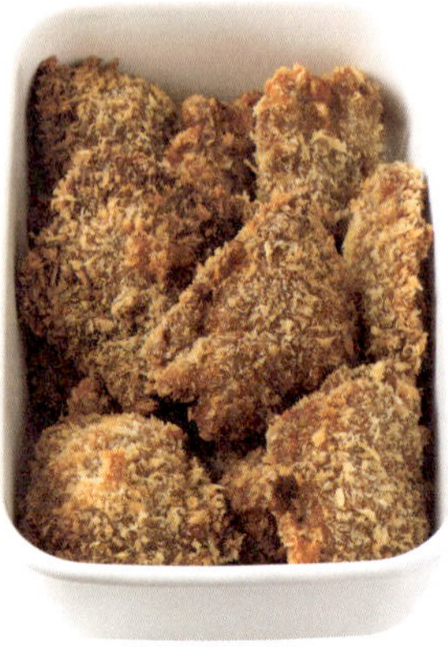

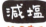

減塩note

牛肉と相性のよいマスタードを中に塗り込んでから揚げるので、マスタードの辛味がしっかり感じられる。

食レポ　食べ始めは揚げ衣（油）のこくとフレンチマスタードのさっぱりした酸味を強く感じました。噛《か》むほどに赤身肉のうま味が味わえます。

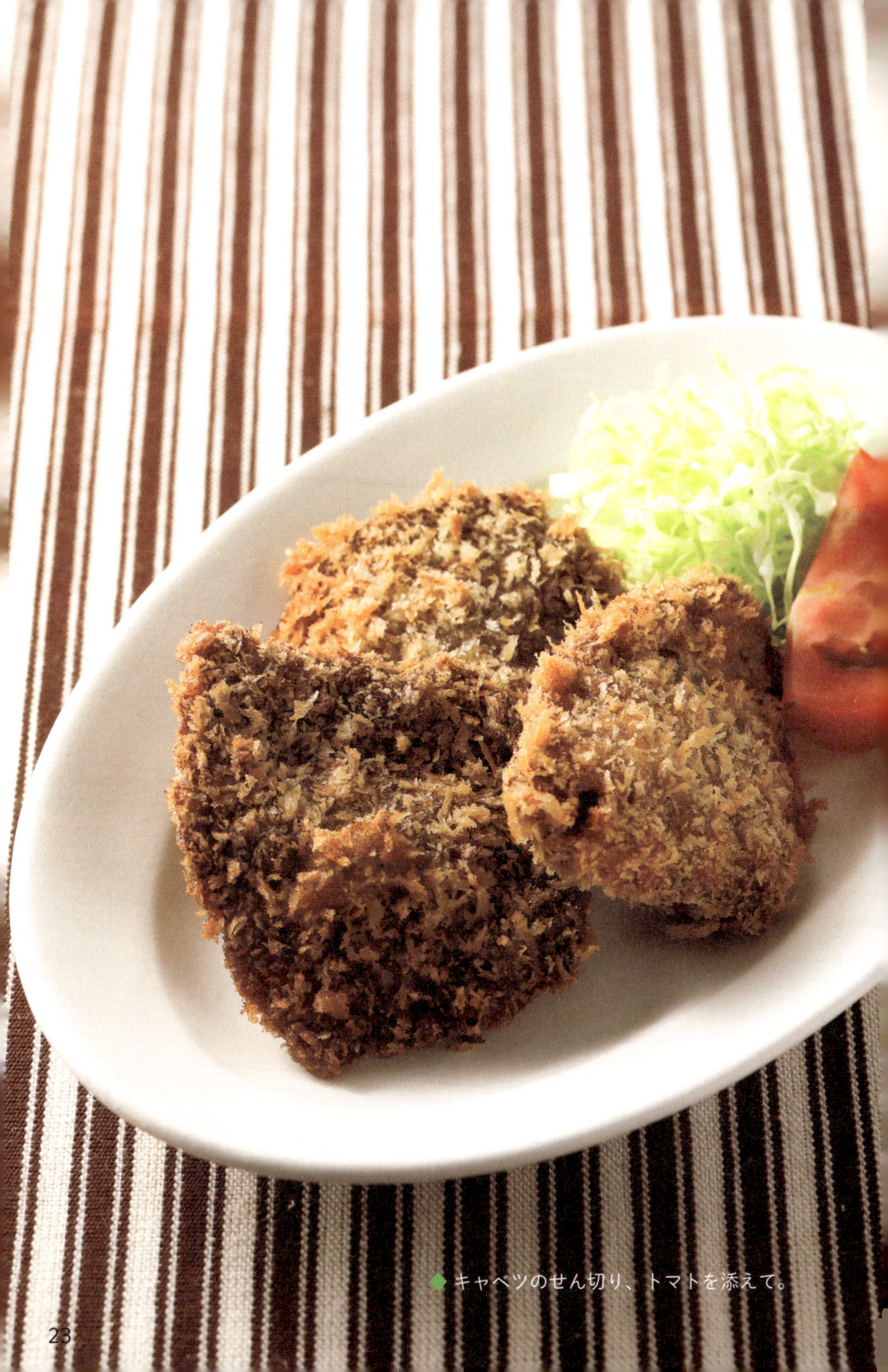

◆キャベツのせん切り、トマトを添えて。

塩分 0.1g

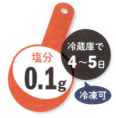

冷蔵庫で 4～5日

冷凍可

サワークリームの酸味とこくが牛肉にマッチ！

牛肉のサワークリーム煮

1人分　380kcal

材料／作りやすい分量（1人分×4回）

- 牛もも薄切り肉（赤身）……300g
- こしょう……少量

玉ねぎ……1個（200g）

マッシュルーム……1パック（100g）

オリーブ油……大さじ1

ロリエ……1枚

タイム（ドライ、ホール）……少量

白ワイン……大さじ2

サワークリーム……200g

作り方

1 牛肉は一口大に切り、こしょうをふる。

2 玉ねぎは7mm幅に、マッシュルームは5mm幅に切る。

3 フライパンにオリーブ油を中火で熱し、1をいためる。色が変わったら2、ロリエ、タイムを加えていためる。しんなりとなったら白ワインを加え、2～3分煮る。

4 サワークリームを加え、ふたをして火を消す。3～4分おいて、サワークリームが温まったところで混ぜる。

減塩 note

サワークリームは生クリームを乳酸菌で発酵させたもの。塩分はほとんど含まれないが、しっかりした酸味とこくがあり塩けも感じられる。

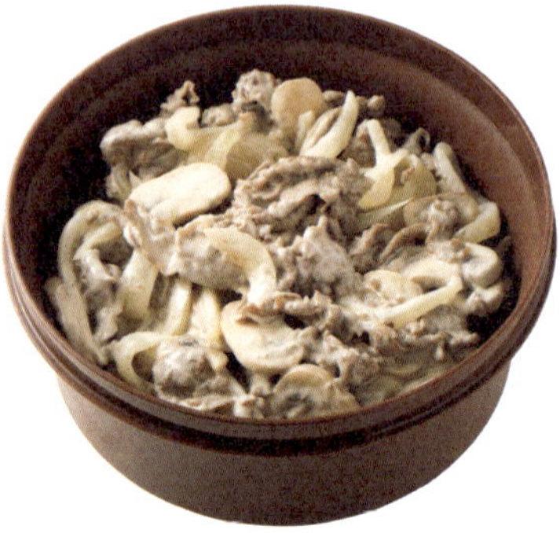

食レポ　サワークリームの酸味と肉のうま味が好相性。クリーミーでこってり感もあり、あとを引きます。ワインに合いそう。

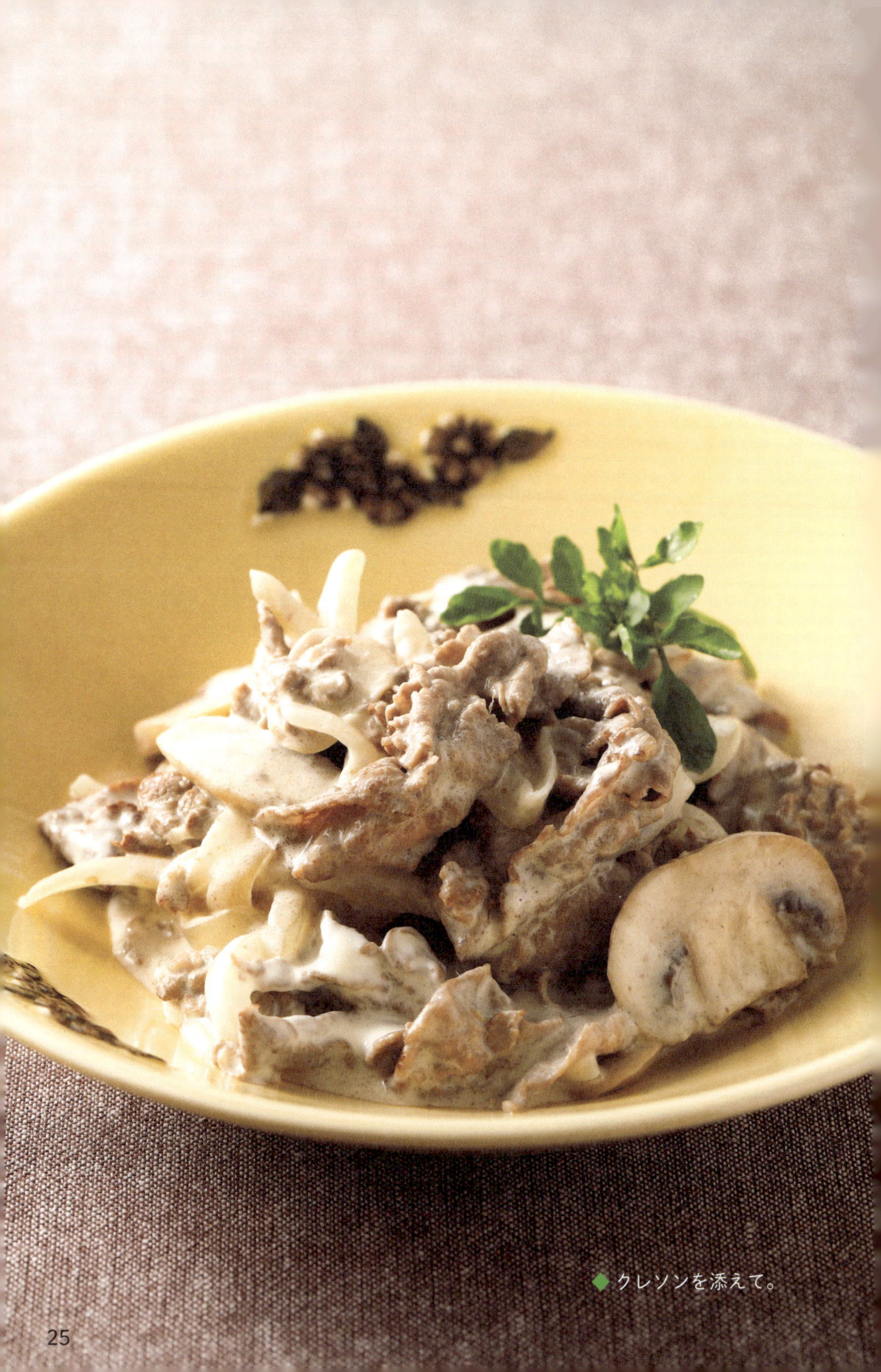

◆クレソンを添えて。

減塩のミカタ①

食材のうま味とだし

うま味成分のある食材

減塩レシピでは、うま味成分のある食材をじょうずに使うことで味のもの足りなさを補います。うま味成分はいわゆる「だし」素材だけにあるものではなく、いろいろな食品に広く含まれます。肉や魚などの動物性食品のほか、きのこ類やトマトなどは特に減塩に重宝する食材です。

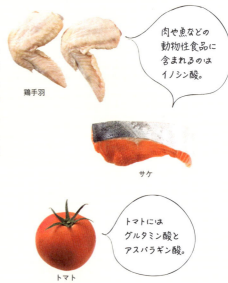

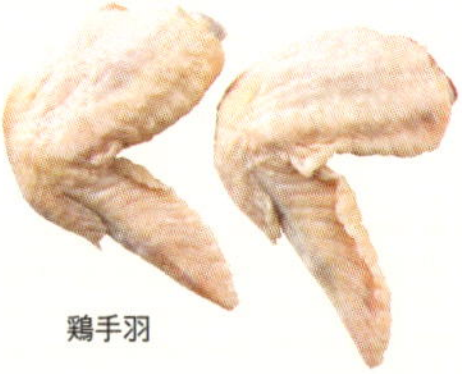

鶏手羽

肉や魚などの
動物性食品に
含まれるのは
イノシン酸。

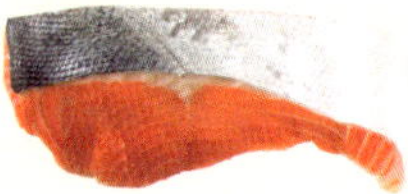

サケ

きのこ類には
グアニル酸。

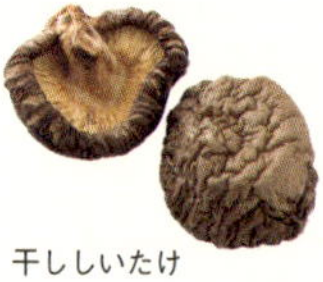

干ししいたけ

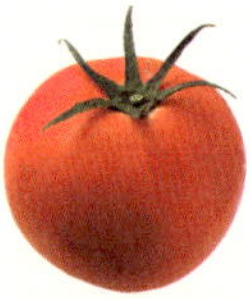

トマト

トマトには
グルタミン酸と
アスパラギン酸。

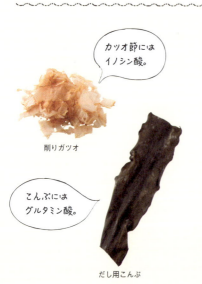

カツオ節には
イノシン酸。

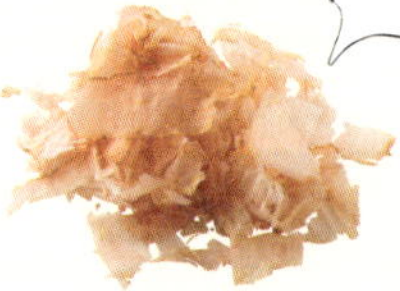

削りガツオ

こんぶには
グルタミン酸。

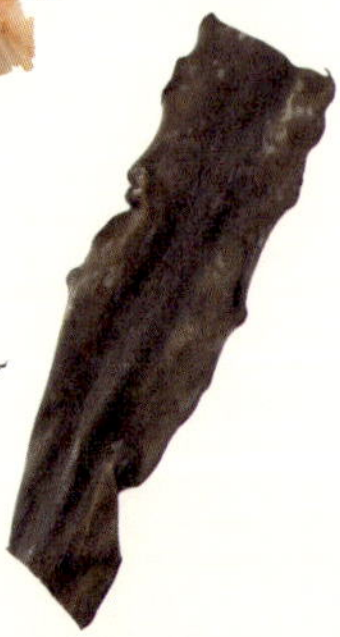

だし用こんぶ

和風のだし

だしの上品な香りと風味は味わい深いもの。この本では料理によって「こんぶカツオだし」と「こんぶだし」とを使い分けています。

うま味成分は組み合わせることでより風味が豊かになります。こんぶカツオだしはその代表例。２つのうま味の相乗効果で、深みのあるだしがとれ、幅広くいろいろな料理と合います。一方で、煮物など食材本来の味をしっかり引き出したいときに使うだしは、シンプルなこんぶだしがおすすめです。

PART 2

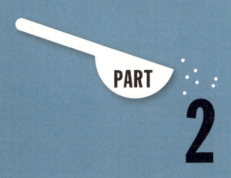

魚のおかず

海水由来の塩を含む魚には、じつは舌で感じる以上に塩けが含まれています。
酢やスパイスを使いこなして、
魚本来の塩味やうま味を生かした料理をご紹介します。

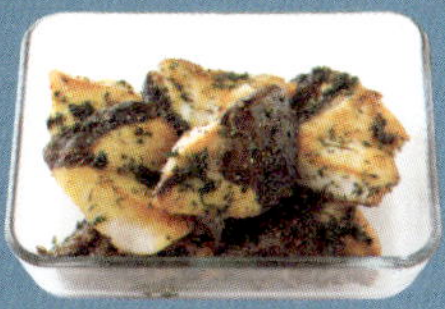

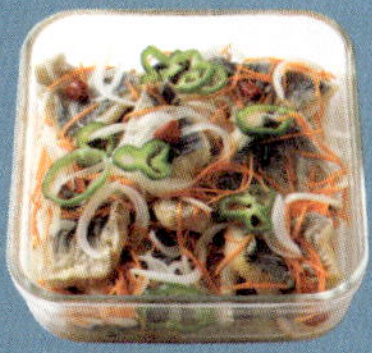

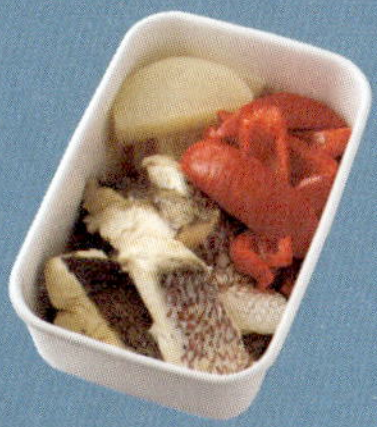

塩分
0.5g

冷蔵庫で
4～5日

ゆでたあと漬けるから、身がふっくら。

サバのゆで漬け

1人分　276kcal

材料／作りやすい分量（1人分×4回）

サバ……4～5切れ（320g）

a
- こんぶだし……¾カップ
- 酢……¼カップ
- しょうゆ……小さじ1
- 赤とうがらし（半分にちぎる）……1本

ねぎ……⅘本（80g）

セロリ……⅔本（80g）

作り方

1 なべにaを入れて、ひと煮立ちさせる。

2 ねぎは3～4cm長さのぶつ切りに、セロリは1cm幅の斜め切りにする。

3 サバは皮目に6～7mm幅の切り込みを入れ、2～3cm幅に切る。

4 別のなべにたっぷりの湯を沸かす。2を入れて2～3分ゆで（なべの湯は残しておく）、湯をきって1に加える。もう1度なべの湯を煮立て、3を入れて火が通るまで7～8分ゆでる。湯をきって1に加え、30分ほど漬ける。

減塩note

ねぎとセロリを
ゆでたあとの湯でサバを
ゆでることで、香味野菜の
香りをサバに移す。

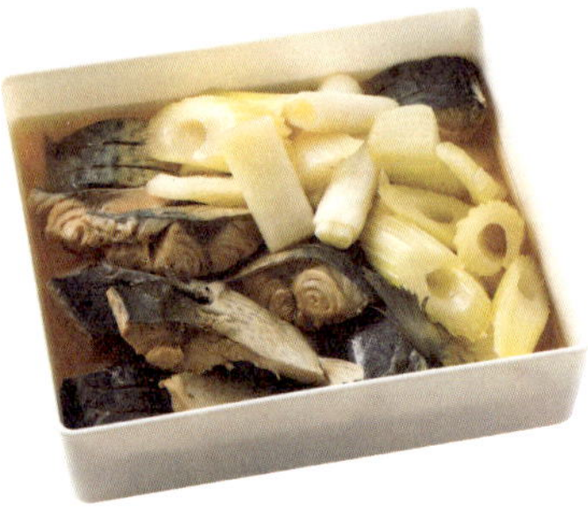

食レポ　さっぱりした酢の味の中で、サバのこくやうま味が際立っておもしろい。サバの料理といえば塩やしょうゆの濃い味つけが多いので新鮮。

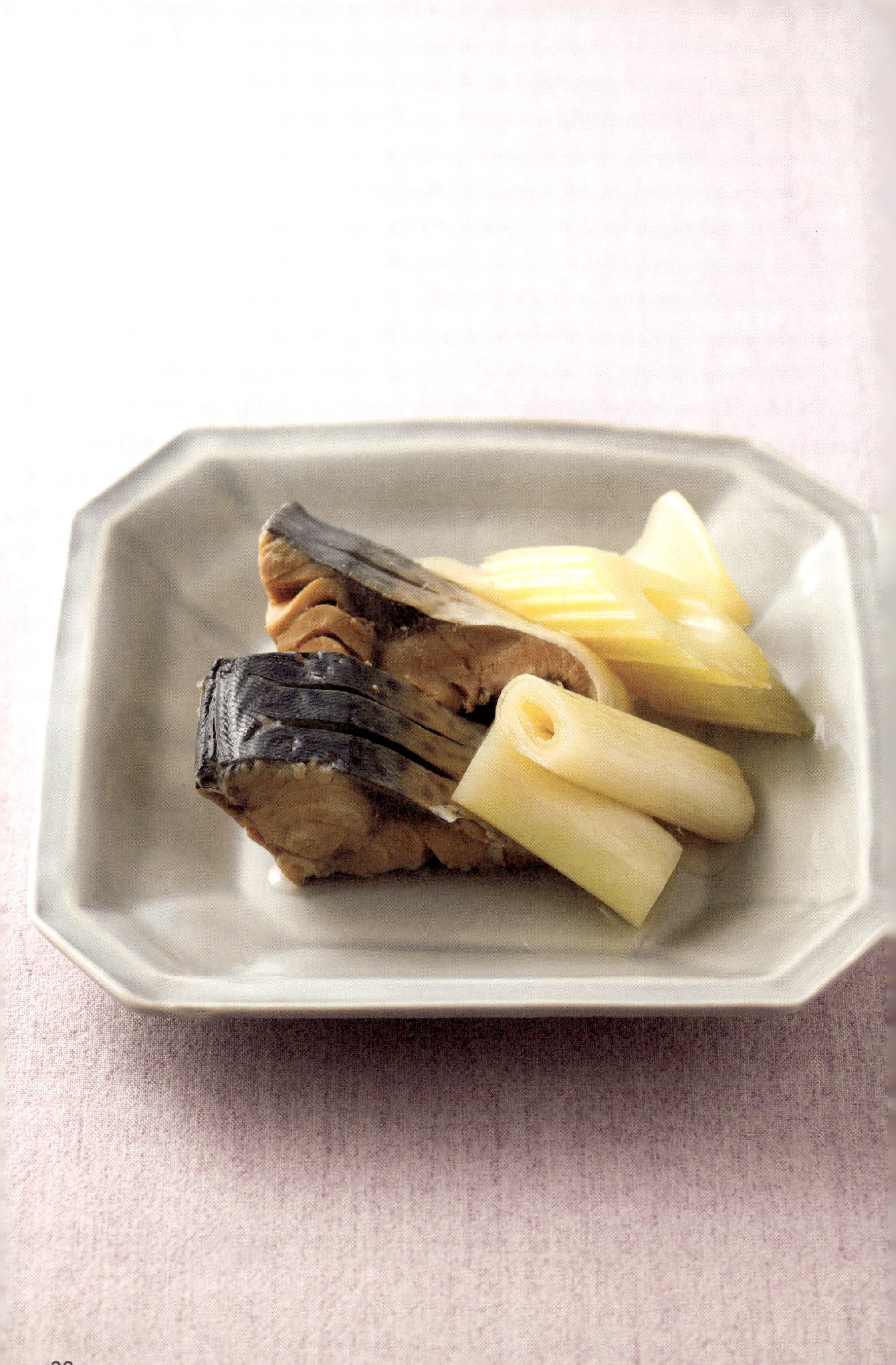

塩分 0.2g

冷蔵庫で 4〜5日

上品な味わいのタイを、こくのある黒酢で。

タイの黒酢煮

1人分　177kcal

材料／作りやすい分量（1人分×4回）

タイ……4切れ（320g）
大根……3cm（200g）
赤パプリカ……1個（150g）
a こんぶ……3×3cm 1枚
a 水……1¼カップ
酒……大さじ2
黒酢……大さじ2

作り方

1 なべにaを入れて20分ほどおく。

2 大根は1.5cm幅の半月切りに、赤パプリカは縦2cm幅に切る。

3 タイは半分に切る。

4 1に酒を加え、中火にかける。大根を加えてふたをし、煮立ったら少し火を弱め、大根がやわらかくなるまで15〜20分煮る。

5 中火に戻してタイ、黒酢を加える。再び煮立ったら赤パプリカを加え、落としぶたをして火が通るまで10分ほど煮る。

減塩 note

黒酢は、精白度の低い米や大麦、
玄米を原料に作られた酢。
通常の酢よりもこくがあり、
塩けのないもの足りなさを補う。

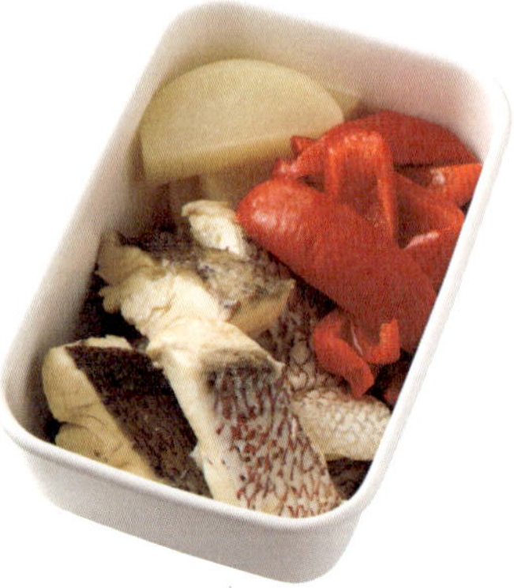

食レポ 黒酢のまろやかな酸味とこくが、淡泊《たんぱく》なタイの白身とぴったり。パプリカの甘味もよいアクセントになっています。

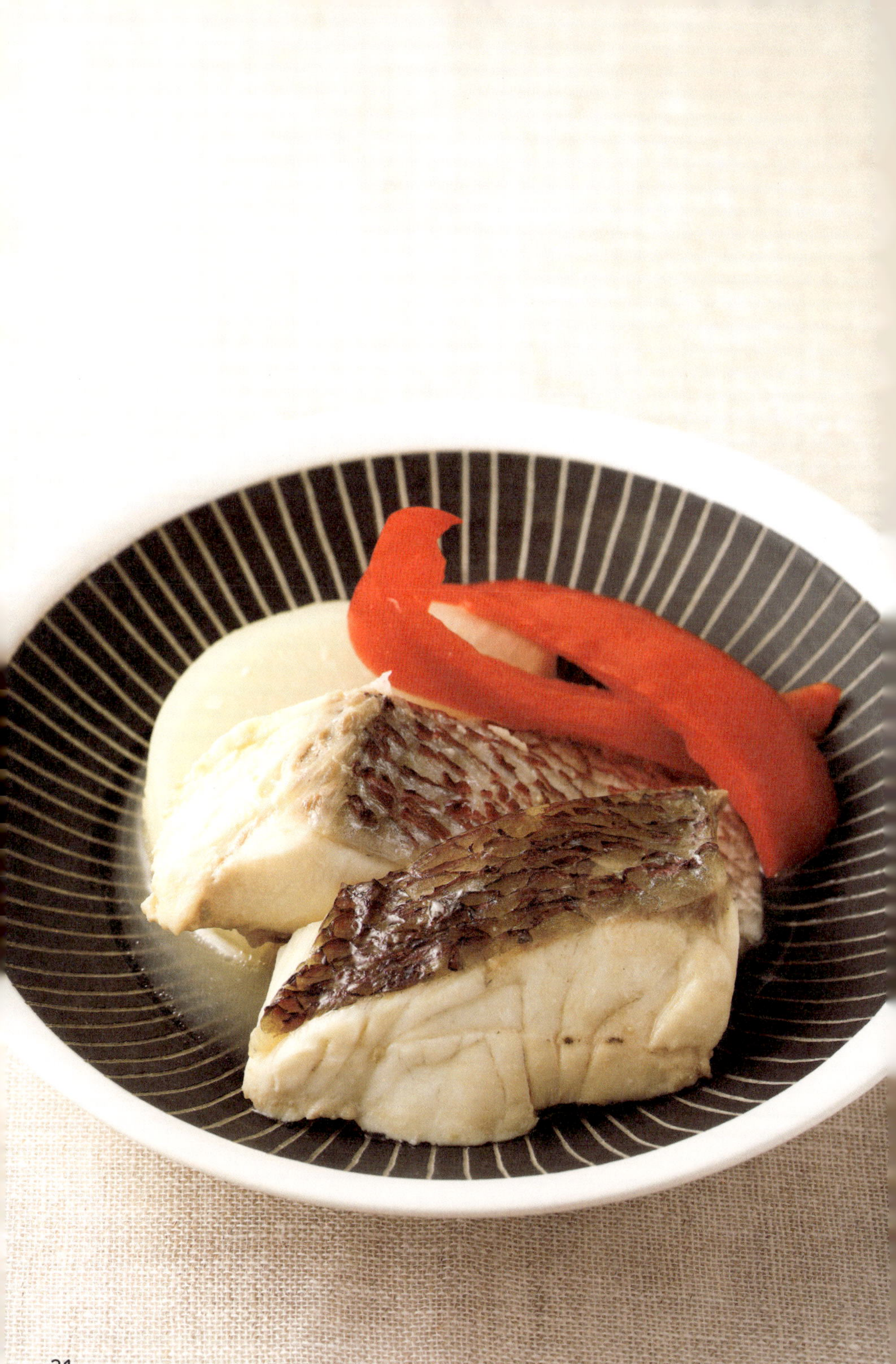

塩分 0.3g
冷蔵庫で 4～5日
冷凍可

漬け汁は酢ととうがらしだけでキリッと。

アジの南蛮漬け

1人分 229kcal

材料／作りやすい分量（1人分×4回）

アジの三枚おろし……4尾分（320g）
小麦粉……適量
玉ねぎ……½個（100g）
にんじん……¼本（30g）
ピーマン……小1個（20g）
赤とうがらし（小口切り）……1本
酢……½カップ
揚げ油

作り方

1 玉ねぎは薄切りに、にんじんはせん切りに、ピーマンは薄い輪切りにして保存容器に広げておく。

2 アジは小骨を除いて半分に切る。小麦粉を薄くまぶして余分な粉をはたき、170～180℃に熱した揚げ油でカラリと揚げる。

3 油をきって熱いうちに1にのせ、赤とうがらしを散らし、酢をかける。そのままさまして味をなじませ、上下を入れかえるように軽く混ぜる。

揚げ物（油のこく）＋
香味野菜（色と香り）に
すっぱくて辛い漬け汁
（酢＆赤とうがらし）で、
塩分不使用でも力強い味わい。

減塩note

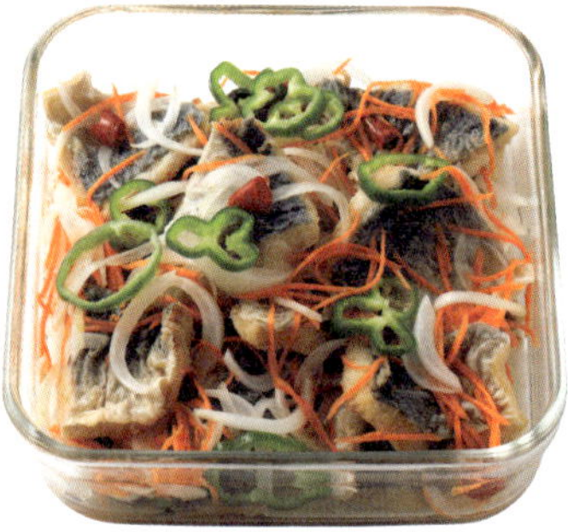

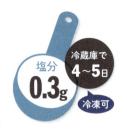

食レポ 野菜とともにサラダ感覚でさっぱり食べられます。定番の甘くてすっぱ辛い南蛮漬けのイメージが強いと少しびっくりするかも？

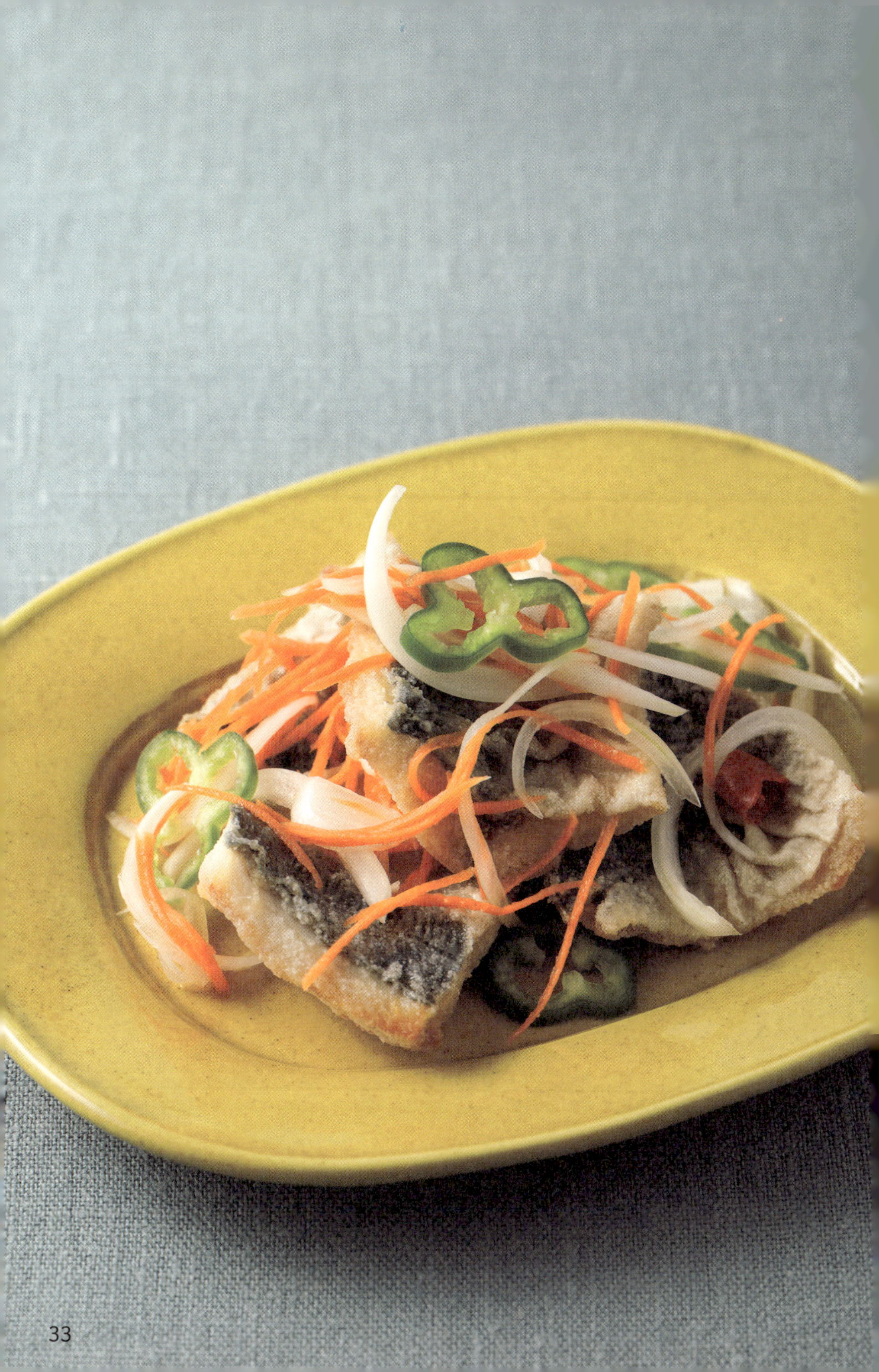

塩分 0.2g
冷蔵庫で 4〜5日
冷凍可

カレー味+ヨーグルトのまろやかな酸味。

カジキのタンドリー風

1人分　133kcal

材料／作りやすい分量（1人分×4回）

メカジキ……4切れ（320g）

a
- プレーンヨーグルト……大さじ3（45g）
- トマトピュレ・カレー粉……各小さじ1
- しょうゆ……小さじ⅓
- おろしにんにく・こしょう・チリペッパー（あれば）……各少量

作り方

1 メカジキは半分に切る。

2 aを混ぜ合わせ、1にからめて10分ほどおく。魚焼きグリルに並べ入れ、火が通るまで8〜10分焼く。

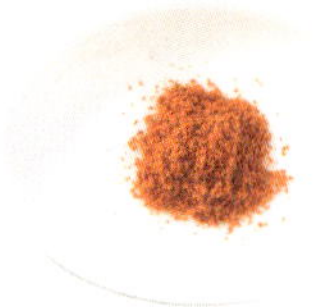

食材memo

チリペッパー

赤とうがらしを粉状にしたもの。辛味を強くしたいときにあると便利。一味とうがらしでも代用できる。

減塩 note

塩分ほぼゼロのカレー粉は減塩の強い味方。
ヨーグルトで肉もしっとりやわらかに。
鶏もも肉や鶏胸肉を使っても同じように作れる。

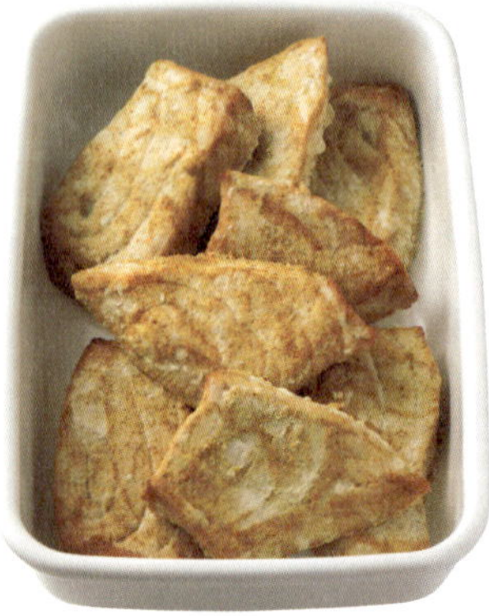

食レポ　一般的な「タンドリー」よりはもちろんおとなしい味だけど、カジキの脂、こくがしっかり味わえました。

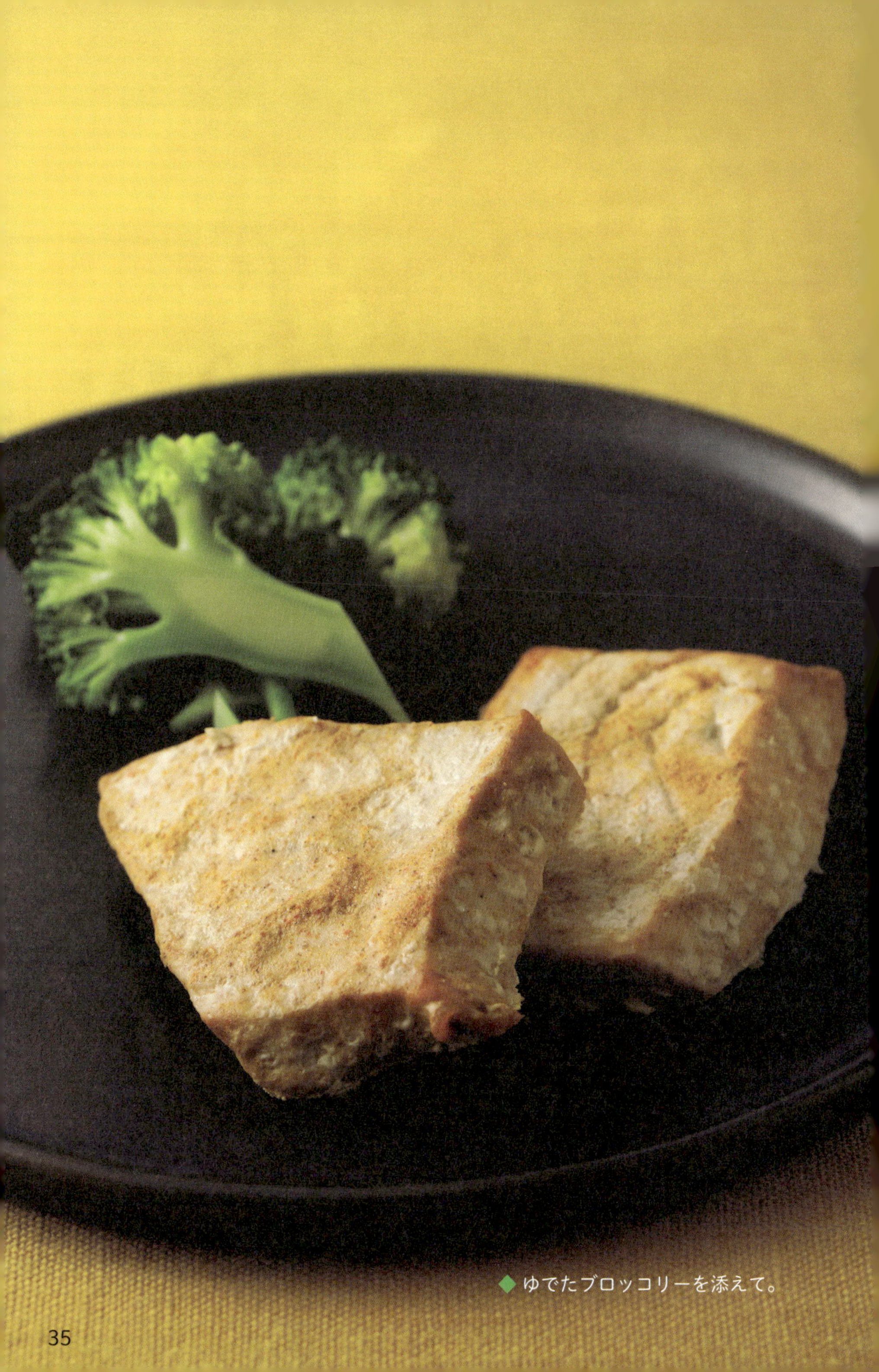

◆ゆでたブロッコリーを添えて。

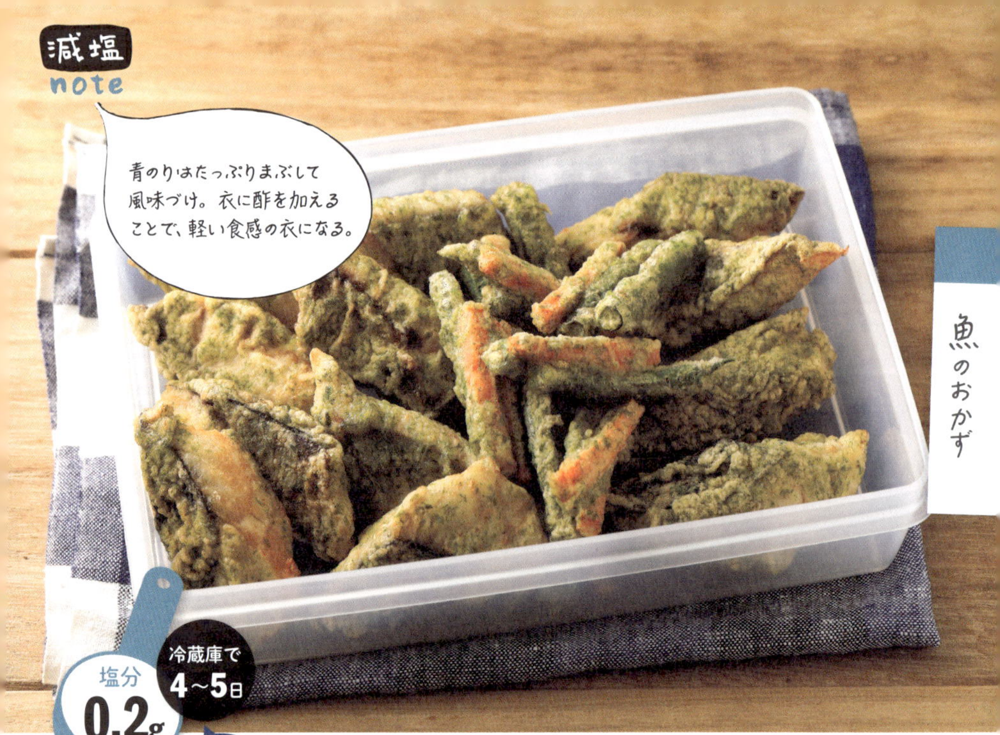
減塩
note
青のりはたっぷりまぶして
風味づけ。衣に酢を加える
ことで、軽い食感の衣になる。

塩分
0.2g

冷蔵庫で
4～5日

冷凍可

ふわっと広がる海の香り。

サワラの衣揚げ　青のり風味

1人分　396kcal

材料／作りやすい分量（1人分×4回）

- サワラ……4切れ（320g）
- こしょう……少量
- a
  - とき卵……1個分（50g）
  - 小麦粉……½カップ（50g）
  - 青のり……大さじ1
  - 水……小さじ2
  - 酢……小さじ1
- いんげん……60g
- にんじん……⅙本（20g）
- 揚げ油

食レポ
天ぷらのようにふんわりした衣に、しっとりしたサワラの身がよく合う。まとめて揚げた野菜も食感よく、食べごたえあり。

作り方

1 いんげんは3～4㎝長さに切る。にんじんはいんげんと同じくらいの大きさに切る。

2 サワラは小さめの一口大にそぎ切りにし、こしょうをふる。

3 ボールにaを合わせてよく混ぜ、1、2を入れて全体にからめる。揚げ油を150～160℃に熱し、サワラに衣をからめながら一切れずつ入れる。いんげんとにんじんは3～4本ずつまとめて入れる。それぞれこんがりと色づくまで揚げ、油をきる。

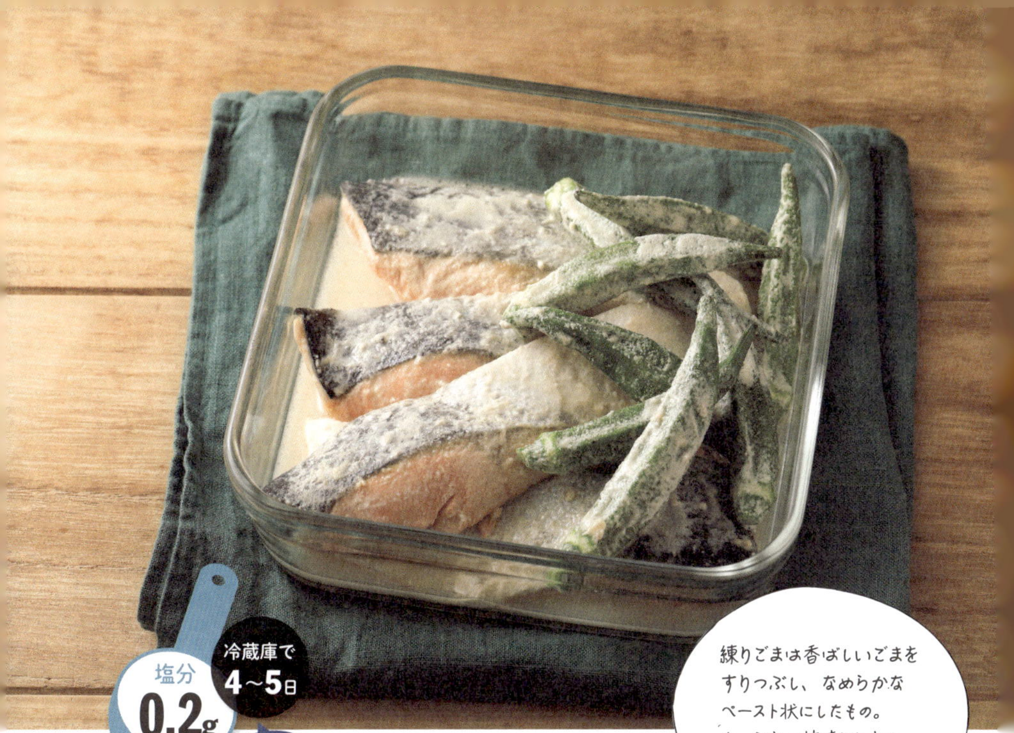

塩分
0.2g
冷蔵庫で
4～5日
冷凍可

練りごま入りで、こく甘クリーミー。

サケの白ごま煮

1人分　233kcal

減塩note

練りごまは香ばしいごまをすりつぶし、なめらかなペースト状にしたもの。たっぷりの甘味とこくで、もの足りなさをカバー。

材料／作りやすい分量（1人分×4回）

生ザケ……4切れ（320g）
オクラ……80g
a　こんぶ……3×3㎝1枚
　　水……1カップ
酒……大さじ1
みりん……小さじ1
練り白ごま※……大さじ1

※練りごまの油分が分離してごまの部分がかたまったときは、湯せんにかけるなどして温め、よく混ぜ合わせてから使う。

作り方

1 なべにaを入れて20分ほどおく。

2 オクラは熱湯で色よくゆでる。

3 1を中火にかける。煮立ったら酒とみりん、サケを加えてふたをする。ときどき煮汁をかけて、火が通るまで7～8分煮る。

4 練りごまを煮汁でといて加え、全体にからめる。2のオクラを加え、ひと煮する。

食レポ　煮汁にとけた練りごまがまったりと甘く、サケのうま味とよく合います。塩けがないと、魚本来の味がよく感じられます。

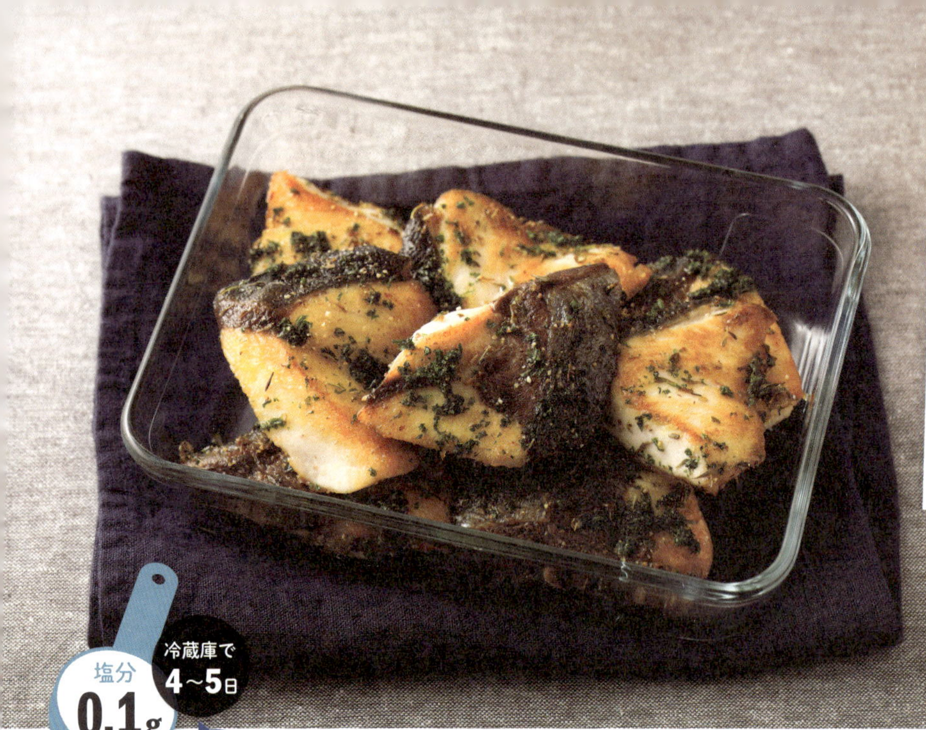

塩分 0.1g

冷蔵庫で 4~5日

冷凍可

こんがり焼いて、香りとうま味を凝縮。

ブリのハーブソテー

1人分　221kcal

材料／作りやすい分量（1人分×4回）

ブリ……4切れ（320g）

オリーブ油……大さじ½

a
- タイム・オレガノ・バジル（各ドライ・ホール）……合わせて小さじ½～1
- こしょう……少量
- パセリ（みじん切り）……大さじ2

作り方

1 ブリは半分に切る。

2 フライパンにオリーブ油を中火で熱し、1を入れて両面をこんがりと焼く。フライパンにとけ出た脂をキッチンペーパーでふきとり、aを加えて全体にからめる。

減塩 note

ブリに下味はつけず、
仕上げのハーブで香りづけ。
余分な脂をふきとることで、
ハーブがしっかりと
ブリにくっつく。

◆ おすすめのつけ合わせ
…トマト、ソテーしたエリンギなど。

食レポ　オリーブ油とハーブのさわやかな香りが、こってりしたブリと意外に合います。

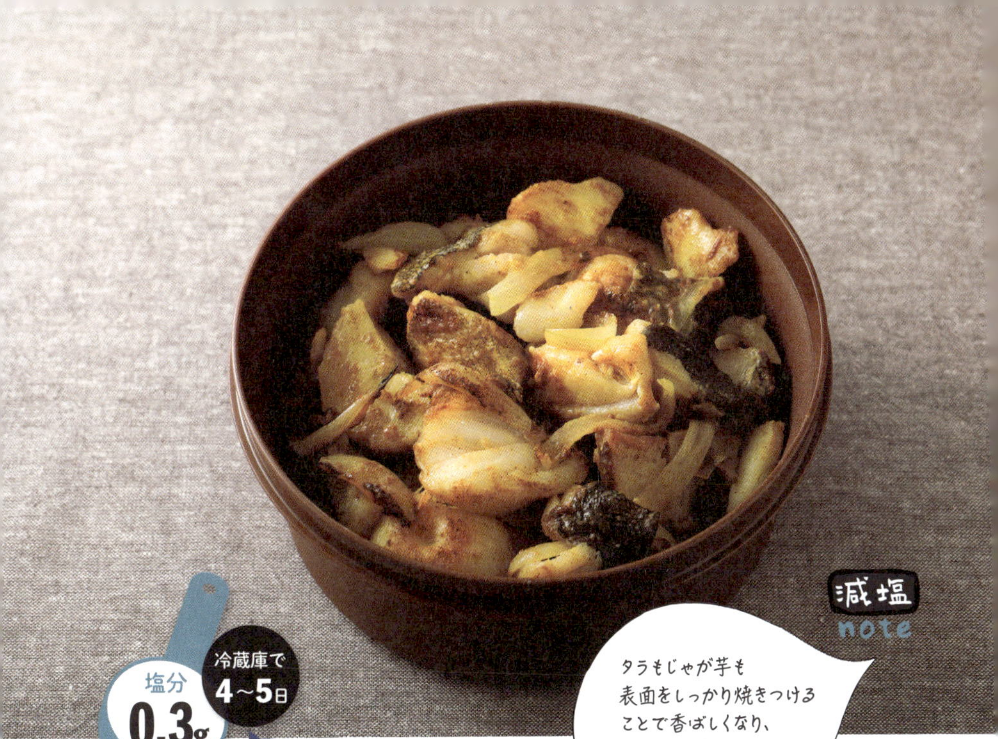

塩分 0.3g

冷蔵庫で 4～5日

冷凍可

減塩 note

タラもじゃが芋も
表面をしっかり焼きつける
ことで香ばしくなり、
カレー粉が
からみやすくなる。

スパイシーなカレー味＆白身魚の相性はバッチリ。

タラとじゃが芋のカレーいため

1人分　166kcal

材料／作りやすい分量（1人分×4回）

タラ……4切れ（400g）
じゃが芋……2個（250g）
玉ねぎ……½個（100g）
オリーブ油……大さじ1
カレー粉……小さじ2

◆ **おすすめのつけ合わせ**
…ゆでたアスパラガスなど。

作り方

1 タラは一口大に切る。じゃが芋は皮をむき、一口大に切って、やわらかくなるまでゆでる。玉ねぎは5㎜幅に切る。

2 フライパンにオリーブ油を中火で熱し、1のじゃが芋を入れ、こんがりと焼き色がつくまでいためる。タラを加え、焼きつけるようにいためる。

3 タラにもこんがりと焼き色がついたら玉ねぎを加え、カレー粉をふり入れていため合わせる。

食レポ タラとじゃが芋は、カレー粉にそまって見分けがつかないほど。食べるとタラはほろほろ、じゃが芋はホクホクと、食感は大違い。

減塩のミカタ2

香味野菜と酸味いろいろ

香味野菜（薬味）は名脇役

香味野菜は、その豊かな香りでメインとなる食材を引き立て、料理全体の味を引き締めます。

香味野菜といっても、ねぎや玉ねぎ、セロリ、にんにく、しょうがのほか、青じそやみょうが、三つ葉など、味と香りのバリエーションは和洋中さまざま。最近では、エスニック系の料理に使われる香菜《しゃんつぁい》（パクチー）も手に入りやすくなりました。

香味野菜は一度に大量に使うことはあまりありませんが、新鮮なほうが香りがよく、三つ葉のように傷みやすいものもあります。早めに使いきるようにしましょう。

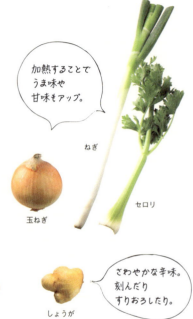

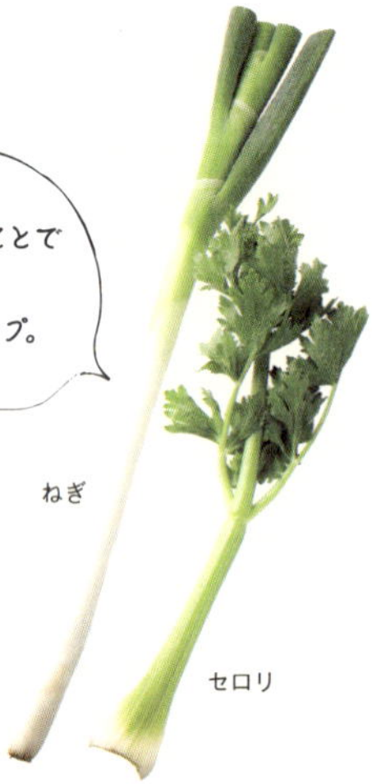
加熱することで
うま味や
甘味もアップ。

ねぎ

セロリ

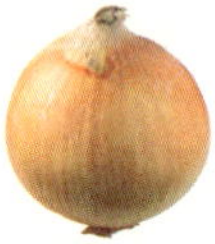

玉ねぎ

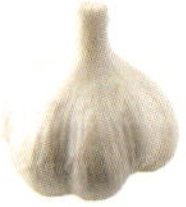
やみつき感のある
パンチの強い味。

にんにく

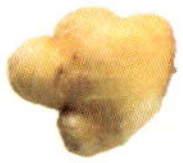
さわやかな辛味。
刻んだり
すりおろしたり。

しょうが

柑橘類で酸味をプラス

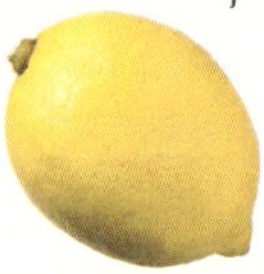
生の柑橘は
酸味もフレッシュ！

レモン

酢などの酸味を生かした「すっぱい」料理は味のメリハリをつけやすいため、減塩レシピにはよく登場します。

こくのある黒酢や、フルーティな香りのバルサミコ酢など、酢にも種類がいろいろあります。すっぱい味が苦手な人は、酸味がさわやかなレモンなどの柑橘《かんきつ》類から試してみるといいかもしれません。夏はすだち、冬はゆずなどを使えば季節感も感じられるでしょう。酸味を生かした料理のレパートリーを広げて、すっぱい味を楽しめるようになるといいですね。

PART

3

大豆製品・卵のおかず

豆腐や厚揚げ、卵はそれ自体の味が淡泊《たんぱく》なため、
塩やしょうゆなどに味つけを頼りがちです。
酸味や辛味をきかせた減塩おかずのバリエーションを考えました。

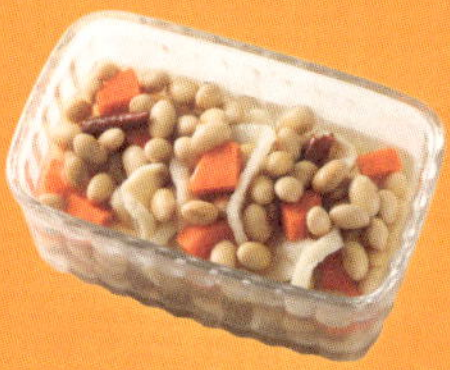

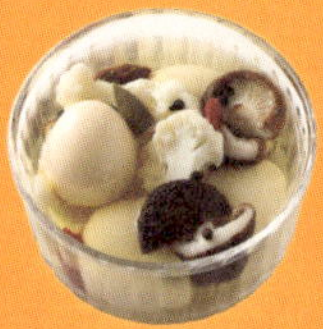

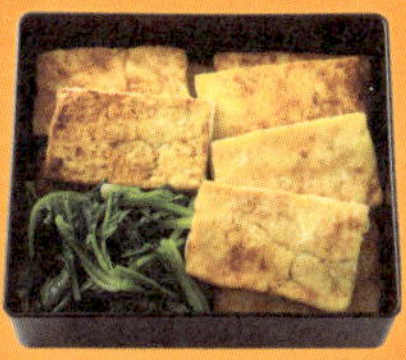

塩分 0g

冷蔵庫で 4~5日

酢＋厚揚げのさっぱり感が新鮮。

厚揚げとミニトマトのマリネ

1人分　166kcal

材料／作りやすい分量（1人分×4回）

厚揚げ……1 ½枚（300g）
玉ねぎ……¼個（50g）
ミニトマト……80g
さやいんげん……30g
オリーブ油……大さじ1

a
- 酢……½カップ
- 白ワイン……大さじ2
- 砂糖……小さじ½
- こしょう……少量

作り方

1 玉ねぎは粗みじん切りに、ミニトマトは半分に切る。いんげんは7～8㎜の小口切りにする。

2 厚揚げは熱湯にさっと通して油抜きをし、1.5㎝幅に切る。

3 フライパンにオリーブ油を中火で熱し、2を並べ入れて両面をこんがりと焼く。いんげんを加え、軽くいためて保存容器にとる。

4 玉ねぎ、ミニトマトを上に広げのせ、aを混ぜ合わせてかける。

減塩 note

食材をほんのり甘い酢液に漬けこむ
マリネはなにかと使える減塩ワザ。
いためて甘味を引き出した
いんげんとミニトマトも満足度アップ。

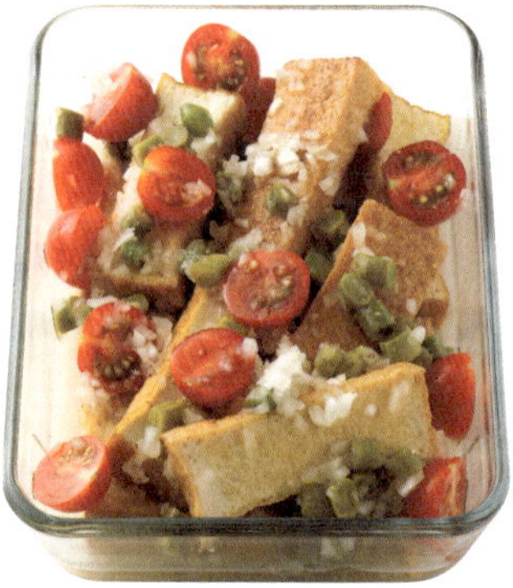

食レポ 「すっぱい厚揚げ」というのは食べてみないと想像のつかないもの。新しい料理との出合い！

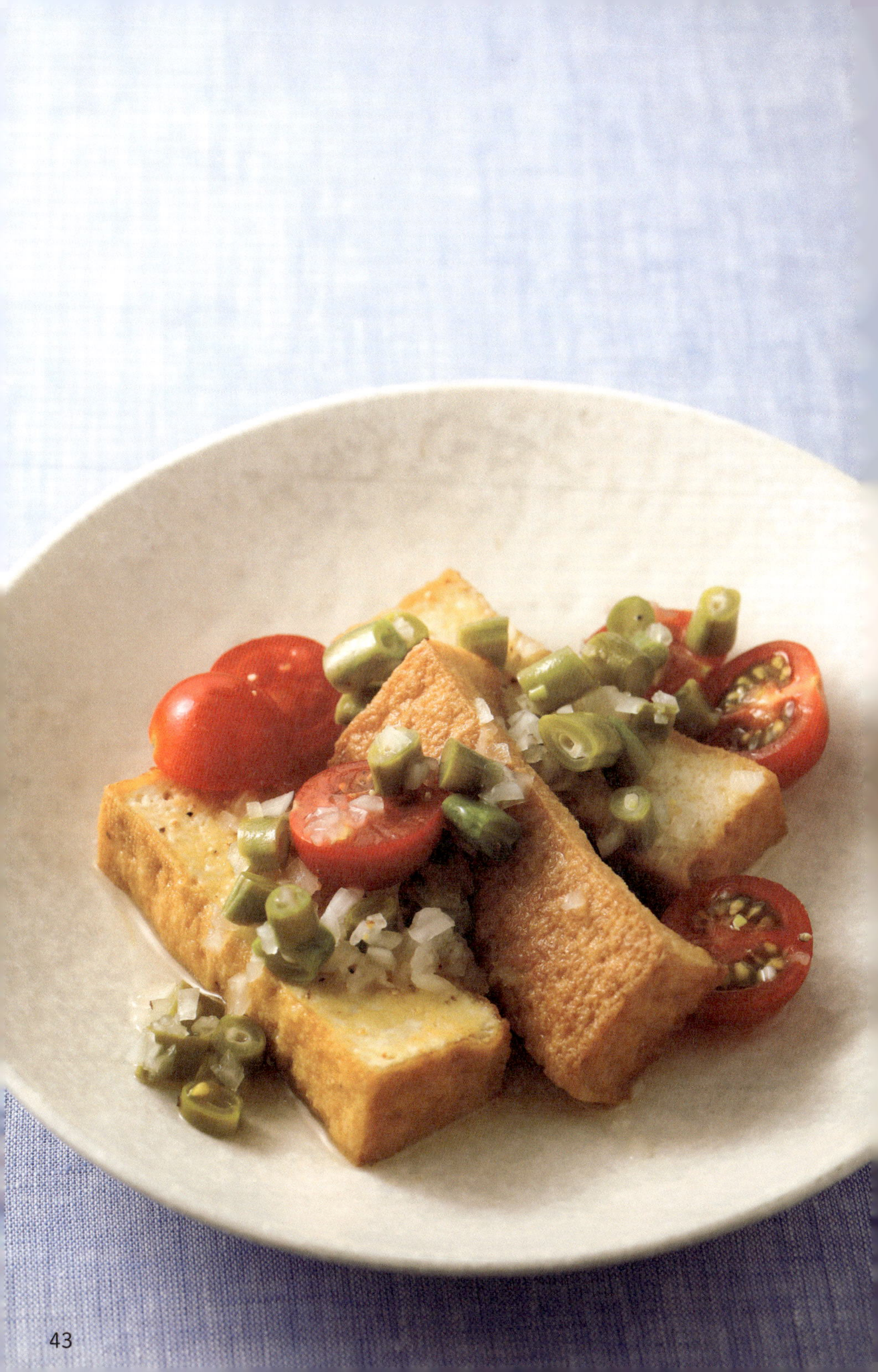

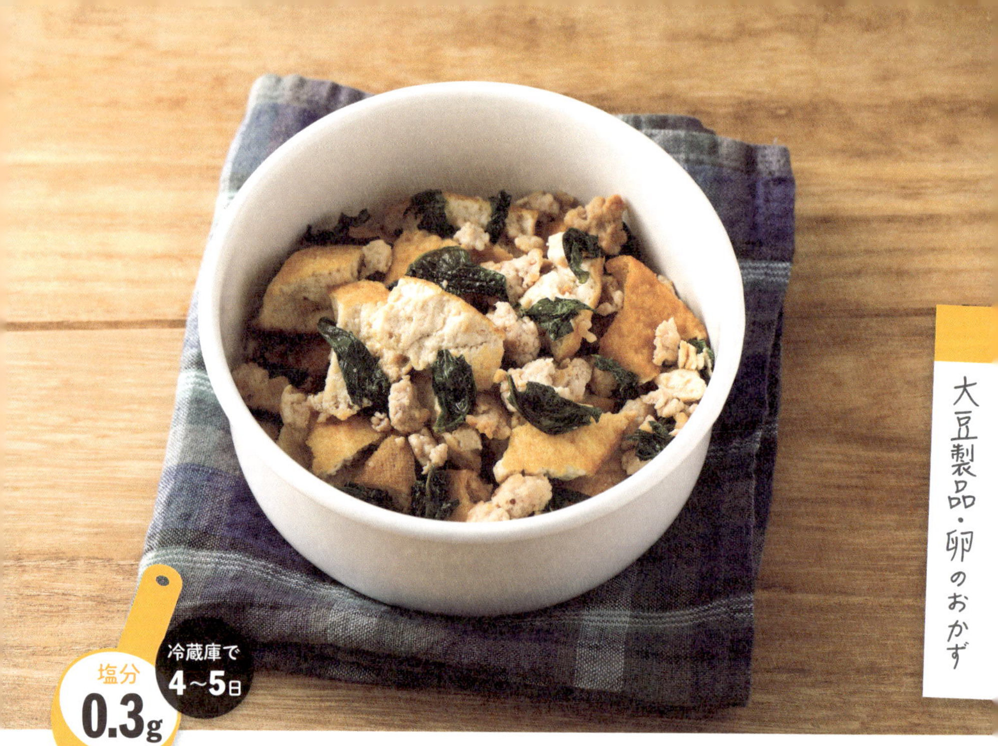

塩分 0.3g

冷蔵庫で 4~5日

しその香りがさわやか。

厚揚げの青じそ鶏そぼろいため

1人分　173kcal

材料／作りやすい分量（1人分×4回）

厚揚げ……大1枚（250g）
鶏ひき肉……100g
青じそ（一口大にちぎる）……10枚
オリーブ油……大さじ1
白ワイン……大さじ1
しょうゆ……小さじ1

減塩 note

先にオリーブ油でしそをいため、しその香りが移った油で肉や厚揚げをいためて香りづけする。

作り方

1 厚揚げは熱湯にさっと通して油抜きをし、小さめにちぎる。

2 フライパンにオリーブ油を入れて中火で熱し、しそを広げ入れる。弱火にしていため、パリッとなったらとり出す。

3 中火に戻して鶏ひき肉をいため、火が通ったら1を加えていためる。こんがりと焼き色がついたら白ワイン、しょうゆを加えてさっといため、しそを戻し入れて火を消す。

食レポ オリーブ油と白ワインに、しょうゆの風味が新鮮。
鶏ひき肉のうま味と青じその風味もしっかりと感じられます。

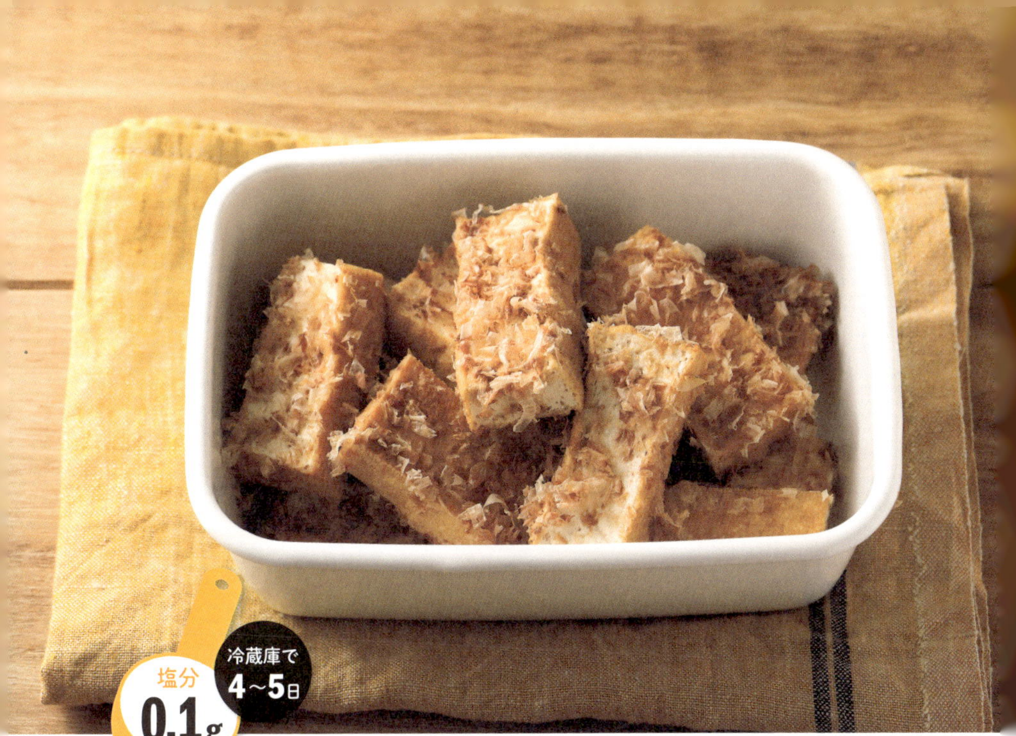

塩分
0.1g

冷蔵庫で
4～5日

だし＋削りガツオの相性はまちがいなし。

厚揚げのおかか煮

1人分　122kcal

材料／作りやすい分量（1人分×4回）

厚揚げ……1½枚（300g）
削りガツオ……5g
a
- こんぶカツオだし……1カップ
- みりん……小さじ1
- しょうゆ……小さじ⅓

作り方

1 厚揚げは熱湯にさっと通して油抜きをし、1.5㎝幅に切る。

2 なべにaを入れて中火にかける。1を加えて落としぶたをし、汁けがなくなるまで14～15分煮る。

3 バットなどに削りガツオを広げ、2を移し入れて厚揚げに削りガツオをまぶす。

減塩note

仕上げに削りガツオをまぶすことで、風味をアップ。好みで七味とうがらしをふってもよい。

食レポ　厚揚げにまぶした削りガツオの力で、薄味でもしっかり味がします。ほんの少しのしょうゆの存在感が大きいです。

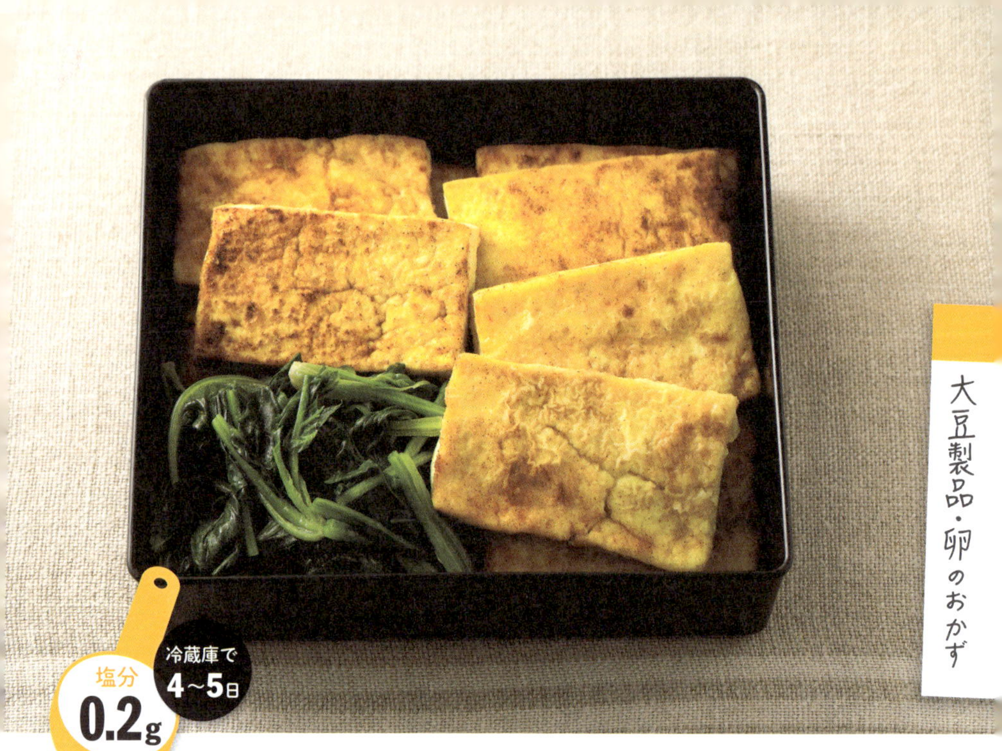

塩分 0.2g

冷蔵庫で 4~5日

豆腐はこんがり焼いて、香ばしく。

豆腐のカレーソテー

1人分　131kcal

材料／作りやすい分量（1人分×4回）

もめん豆腐……大1丁（400g）
ほうれん草……200g
小麦粉……適量
カレー粉……小さじ2
オリーブ油……大さじ1

減塩 note

豆腐から水分が出ると味がうすくなるので、キッチンペーパーで水きりしたうえで小麦粉をまぶす。さらに焼きつけるのもポイント。

作り方

1 豆腐は1㎝幅に切り、キッチンペーパーで包んで軽くおさえ、水けをきる。

2 ほうれん草は熱湯で色よくゆでて冷水にとり、4㎝長さに切る。

3 1の豆腐の広い面に小麦粉を薄くまぶしてから、カレー粉をまぶす。

4 フライパンにオリーブ油を中火で熱し、3の両面をこんがりと焼く。続けて2を入れていため、水けをとばす。

食レポ　豆腐がマイルドなので、カレー味でも自然な味わい。数日たつと少ししっとりとして、また別のおいしさを感じました。

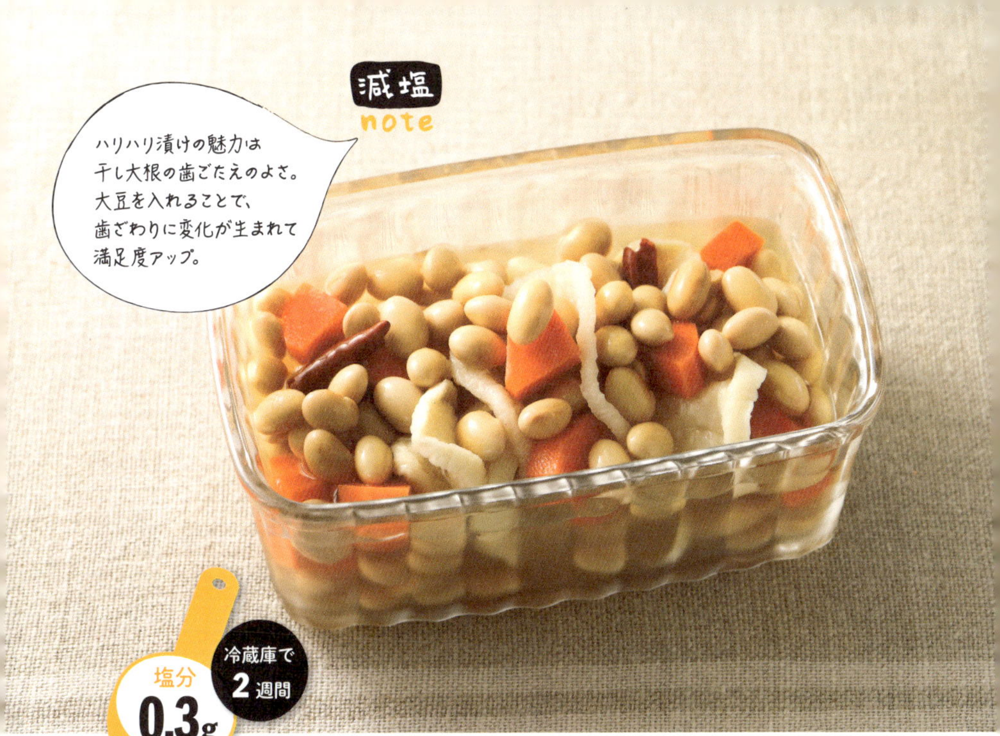
減塩
note
ハリハリ漬けの魅力は
干し大根の歯ごたえのよさ。
大豆を入れることで、
歯ざわりに変化が生まれて
満足度アップ。
塩分
0.3g
冷蔵庫で
2週間

大豆と干し大根のピリッと辛い酢漬けです。

大豆のハリハリ漬け

1人分　87kcal

材料／作りやすい分量（1人分×4回）

大豆ドライパック……140g
干し大根※……20g
にんじん……⅓本（50g）

a
- こんぶカツオだし……½カップ
- 酢……大さじ5
- しょうゆ……小さじ½
- 赤とうがらし（半分にちぎる）……1本

※干し大根がなければ、切り干し大根を使ってもよい。

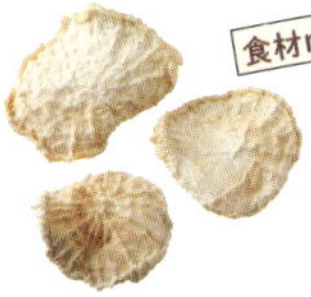

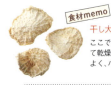

食材memo

干し大根

ここでは、大根を丸のまま薄切りにして乾燥させたものを使用。歯ごたえがよく、ハリハリ漬けによく用いられる。

作り方

1 なべにaを入れて、ひと煮立ちさせる。

2 別のなべに湯を沸かし、干し大根を入れて1～2分ゆでてもどす。湯をきり、水洗いして水けを絞る。

3 にんじんは1㎝幅のいちょう切りにする。

4 なべに大豆と大豆がかぶるぐらいの水を入れ、火にかけて煮立ったら2、3を入れて1分ゆでる。ざるにあげて湯をきり、熱いうちに1につける。

食レポ　酸味の中にほんのり感じられる大豆の甘味、干し大根の歯ごたえ、とうがらしの辛味といろんな味が楽しめました。

塩分
0.2g
冷蔵庫で
4～5日

うま味のあるトマトは汁けがなくなるまでいためて。

スパニッシュオムレツ

1人分　152kcal

材料／作りやすい分量（1人分×4回）

卵……4個（200g）
トマト……小1個（150g）
玉ねぎ……½個（100g）
赤パプリカ……⅔個（100g）
セロリ……⅓本（40g）
ブロッコリー……4～5房（80g）
マッシュルーム……1パック（100g）
オリーブ油……大さじ1＋½
タイム（ドライ、ホール）・こしょう
……各少量

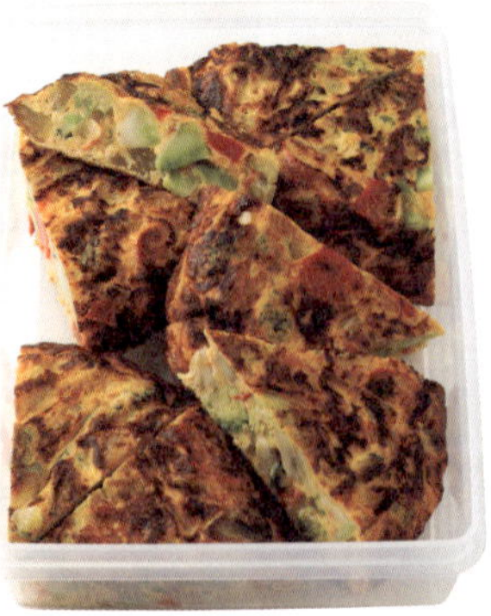

作り方

1 トマト、玉ねぎ、パプリカ、セロリは1.5cm角に切る。ブロッコリーは同じくらいの大きさに切り、ゆでる。マッシュルームは縦半分に切り、5mm幅に切る。

2 フライパンにオリーブ油大さじ1を中火で熱し、1のトマト以外をいためる。玉ねぎが透き通ったら、タイム、こしょう、トマトを加え、トマトがくずれて汁けがなくなるまでいためる。

3 ボールに卵を割りほぐし、2を加えて混ぜ合わせる。

4 フライパンに残りのオリーブ油を中火で熱し、3を流し入れる。弱火で12～13分ほど焼いたら皿などをのせて裏返し、両面をこんがりと焼き上げる。

食レポ　具だくさんで彩りがきれい。野菜それぞれの味も楽しめて、ぜいたくな気持ちになれる。朝ごはんに作りおきしておきたい。

減塩note

トマトは形がくずれるほど
しっかりいためて、
うま味と酸味を全体に
しみわたらせるのがポイント。

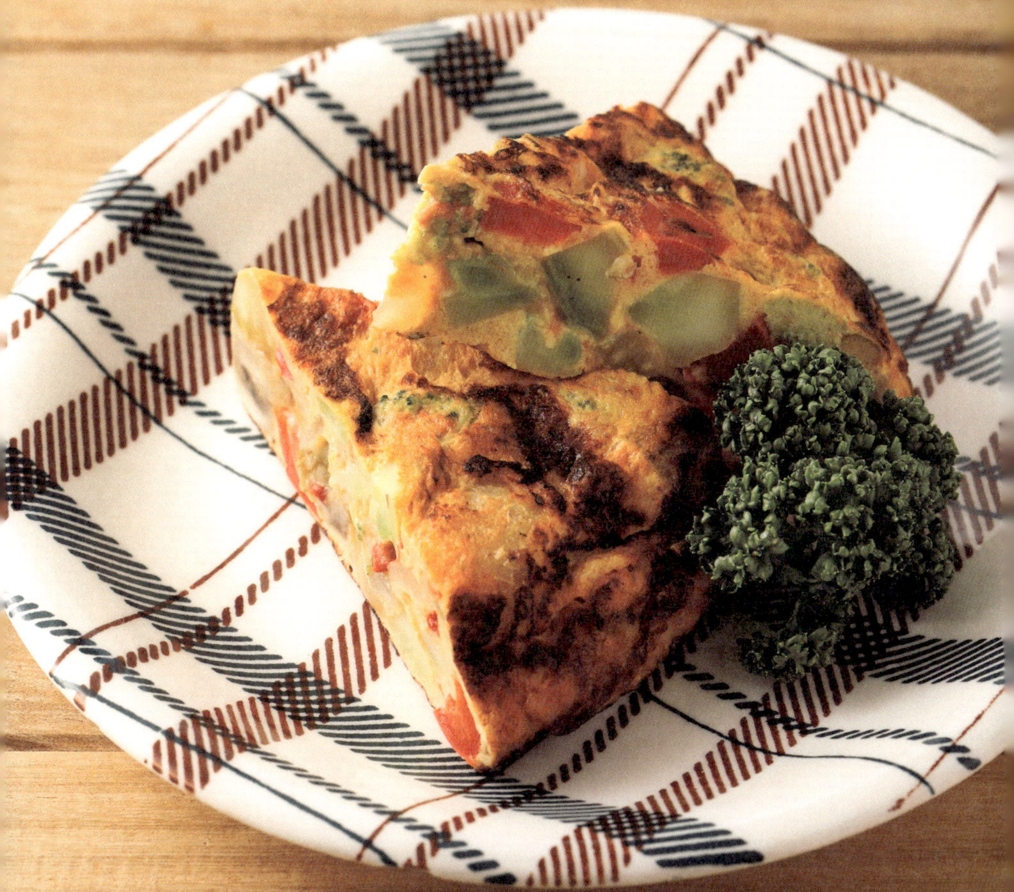

◆パセリを添えて。

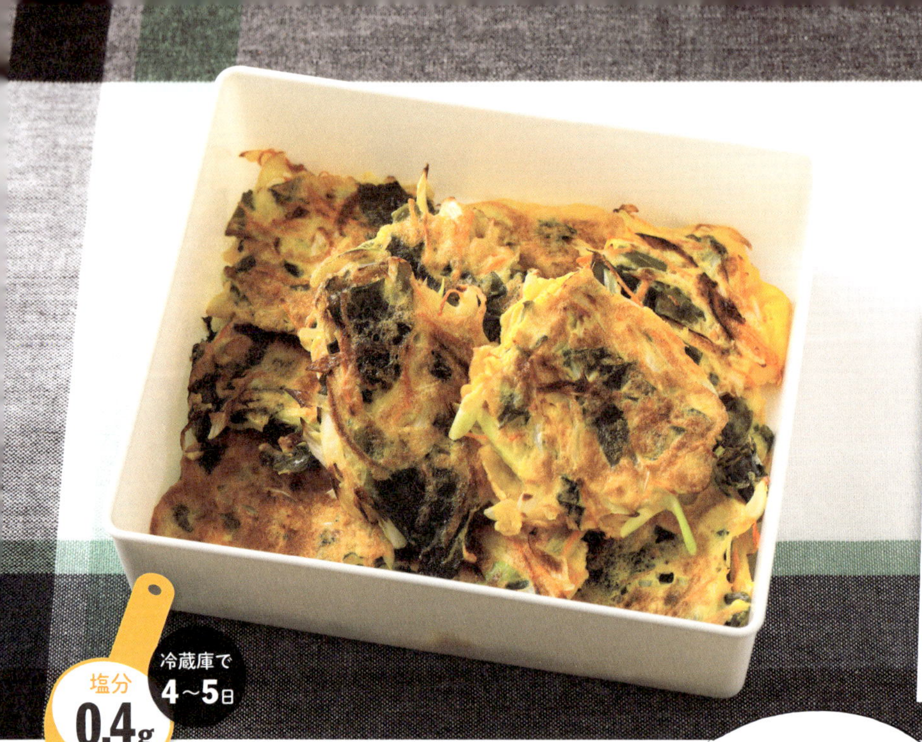

塩分 **0.4g**

冷蔵庫で **4～5日**

卵の衣がふんわりと、やさしい味。

わかめのピカタ

1人分　85kcal

減塩note

にんじんとねぎの甘味を、卵が引き出して包み込む。自分の好みと減塩目標に合わせて、ラー油をかけたり、練りがらしや酢じょうゆを添えて調整してもよい。

材料／作りやすい分量（1人分×4回）

卵……2個（100g）
カットわかめ……乾5g
ねぎ（縦半分に切ってから斜め薄切り）……⅘本（80g）
にんじん（せん切り）……¼本（30g）
小麦粉……大さじ1
サラダ油……大さじ1

作り方

1 わかめは水に浸してもどし、水洗いして水けを絞る。

2 ボールに1とねぎ、にんじんを混ぜ合わせ、小麦粉をふり入れて全体にまぶす。卵を割りほぐして加え、よく混ぜる。

3 フライパンに油を中火で熱し、2を直径4～5㎝の円形になるように落とし、両面をこんがりと焼く。残りも同様に焼く。

食レポ わかめの歯ごたえと風味がしっかり。ねぎやにんじんの甘さや食感も味わえます。小麦粉が入っているせいか、チヂミのような印象も。

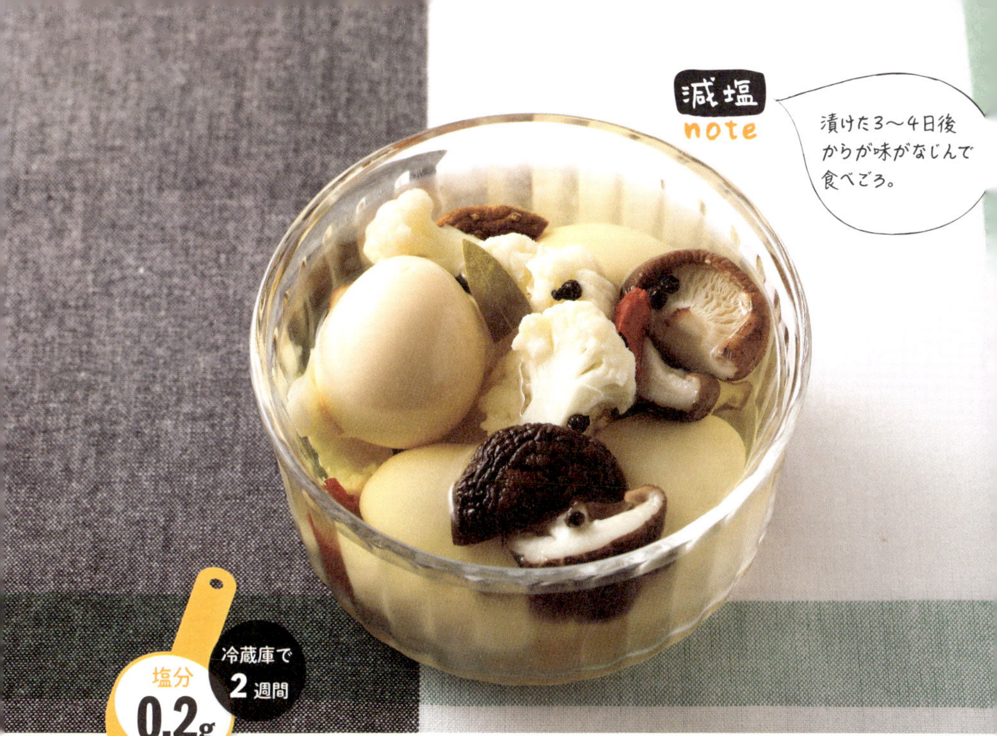
減塩
note
漬けた3～4日後
からが味がなじんで
食べごろ。
塩分
0.2g
冷蔵庫で
2 週間

さわやかな酸味のゆで卵が新鮮です。

ゆで卵のピクルス

1人分　111kcal

材料／作りやすい分量（1人分×4回）

卵……4個（200g）

にんじん……⅓本（50g）

カリフラワー……⅙個（50g）

しいたけ……4個（60g）

a
- 酢・水……各1½カップ
- 砂糖……小さじ2
- ロリエ……1枚
- 赤とうがらし……1本
- 粒黒こしょう……少量

作り方

1 なべにaを入れて、ひと煮立ちさせる。

2 卵はかたゆでにし、殻をむいて1に入れる。

3 にんじんは7～8㎜角の細切り、カリフラワーは小さく分ける。湯を沸かし、いっしょに30～40秒ゆでて湯をきり、2に加える。

4 しいたけは軸を切り除いて、半分に切る。魚焼きグリルで4～5分焼き、3に加える。

食レポ　ピクルス液の酸味と、ゆで卵のまろやかさが好相性。見た目のインパクトも大です！

減塩のミカタ③

アクセントをきかせる

アクセントをきかせる

カレー粉や赤とうがらしのようなピリッと辛いスパイスや、ロリエやタイムのような独特の香りを持つハーブは減塩レシピには欠かせない存在です。

スパイスを使えば、薄味でもパンチをきかせることができます。ただし、使う量が多すぎると食材そのものが持つ味も消してしまうので注意しましょう。

ハーブには、ロリエやタイムのほか、バジルやオレガノなどたくさんの種類があります。全部そろえて使い分けるのがたいへんなら、数種類がミックスされたハーブが1つあればOKです。

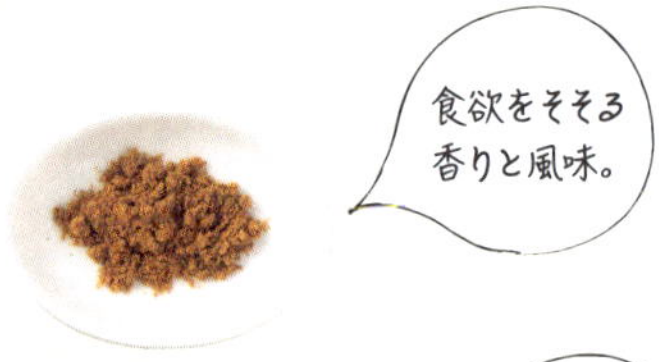
食欲をそそる
香りと風味。
カレー粉

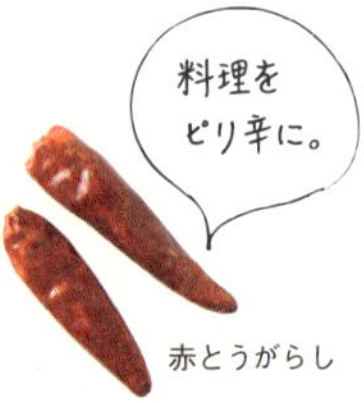
料理を
ピリ辛に。
赤とうがらし

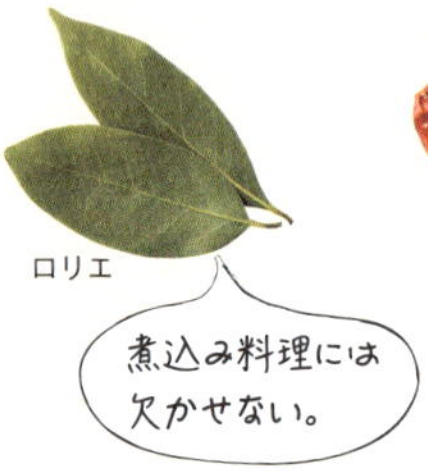
煮込み料理には
欠かせない。
ロリエ

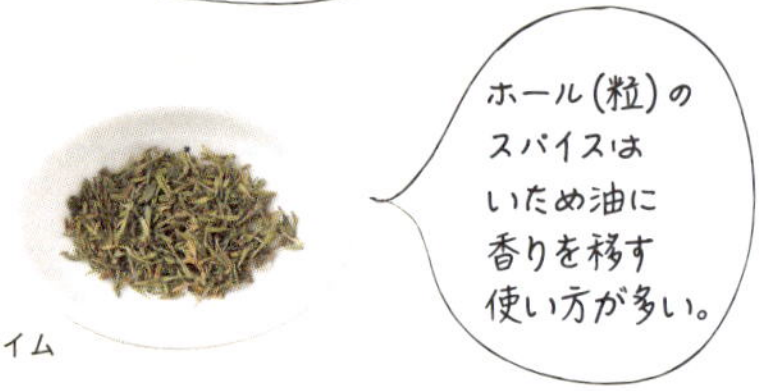
ホール(粒)の
スパイスは
いため油に
香りを移す
使い方が多い。
タイム

ナッツの食感を楽しむ

ナッツ類は、香ばしさとともに食感で飽きを感じさせないアクセント食材です。プチプチしたごま、サクサクしたくるみ、カリッと噛《か》みごたえのあるアーモンドなど、にぎやかな音でもの足りなさをカバーしてくれます。ナッツは、味つけされていない食塩不使用のものを使うようにします。

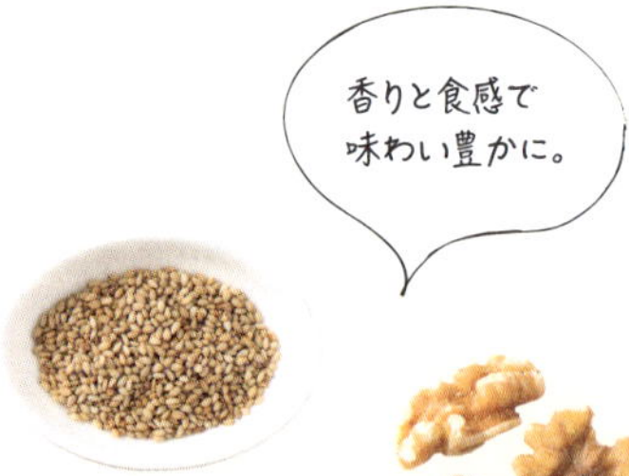
香りと食感で
味わい豊かに。
ごま

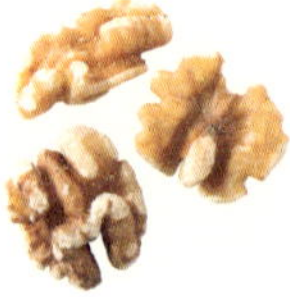
くるみ

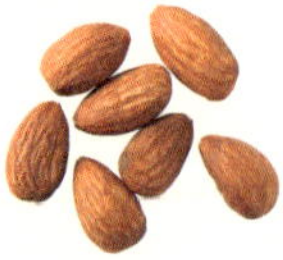
アーモンド

PART

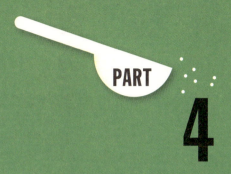

4

野菜・芋のおかず

野菜と芋は、素材自体が持つやさしい甘味やうま味を
いかに生かすかがポイントです。素材の味がダイレクトに出るので、
野菜はできるだけ新鮮なものを使うようにしましょう。

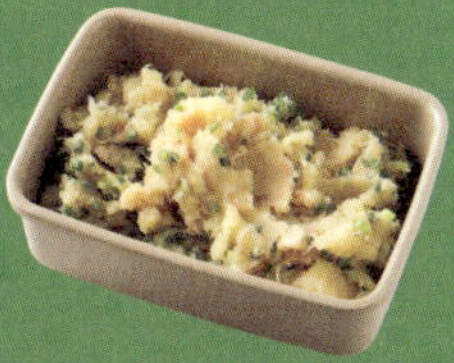

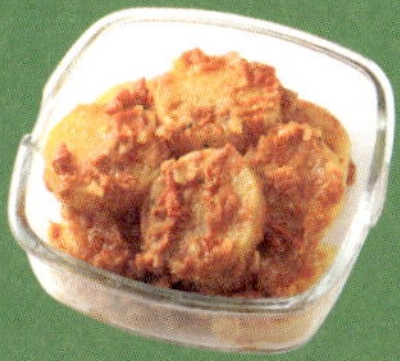

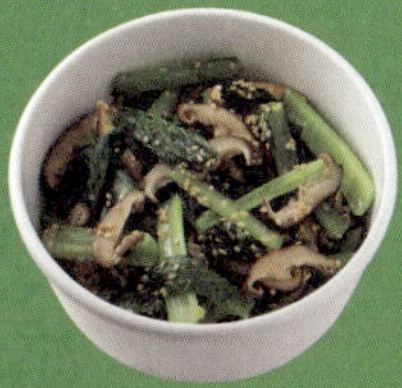

塩分
0g
冷蔵庫で
4～5日

ゆずのさわやかな香りが上品。

いためなます

1人分　89kcal

材料／作りやすい分量（1人分×4回）

大根……200g
にんじん……¼本（30g）
油揚げ……2枚（40g）
きくらげ（乾）……4枚
オリーブ油……大さじ½

a
酢……大さじ3
こんぶカツオだし……大さじ2
砂糖……小さじ1
いり白ごま……大さじ2
ゆずの皮（せん切り）……½個分

食レポ　ごまのプチプチ、きくらげのコリコリなど、食感も楽しめる。いため物とは思えないほど、すっきりした味です。

作り方

1 きくらげは水でもどし、石づきを除いて細切りにする。

2 油揚げは短辺を半分に切って細切りにする。熱湯にさっと通して油抜きをし、水けを絞る。

3 大根とにんじんは3～4㎝長さの細切りにする。

4 フライパンにオリーブ油を中火で熱し、3をいためる。しんなりとなったら1、2を加えて軽くいため、バットなどに広げる。

5 aを加えて混ぜ合わせ、さます。

塩の代わりに「いため」ます

なますなどの酢の物を作るとき、「塩をする」という調理法があります。食材に塩をふりかけて中から余分な水分を引き出し、しんなりとさせて味をよくしみ込ませることができるのですが、当然、塩分摂取量が増えてしまいます。

上記の「いためなます」は、食材をいためることでしんなりとさせ、味をしみ込ませています。砂糖にも塩と同じような脱水作用があるほか、食材を一度冷凍してから水分を搾る方法もあります。「塩をする」以外の方法で、じょうずに脱水して調理しましょう。

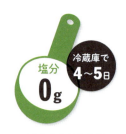

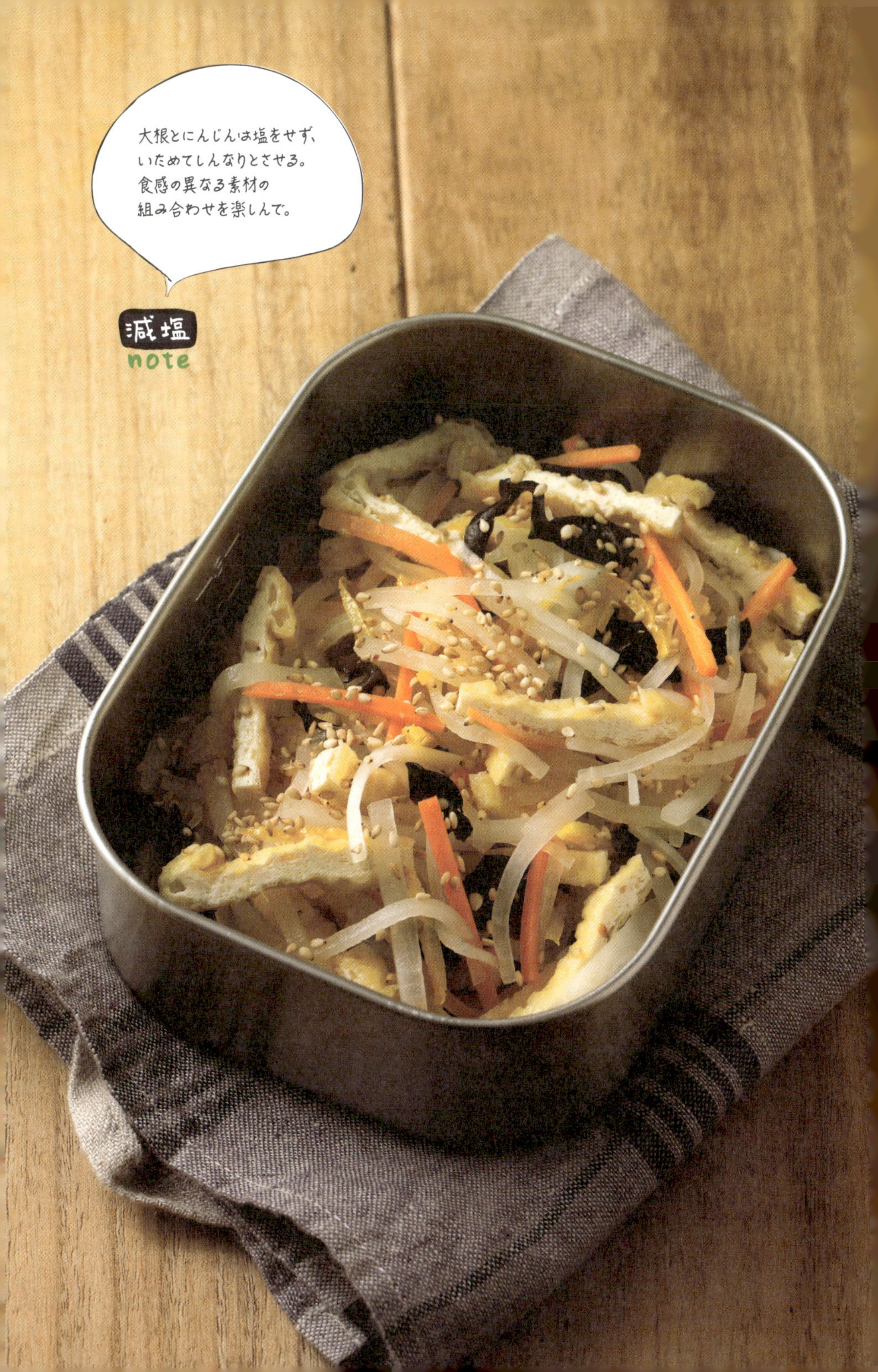

大根とにんじんは塩をせず、
いためてしんなりとさせる。
食感の異なる素材の
組み合わせを楽しんで。

減塩
note

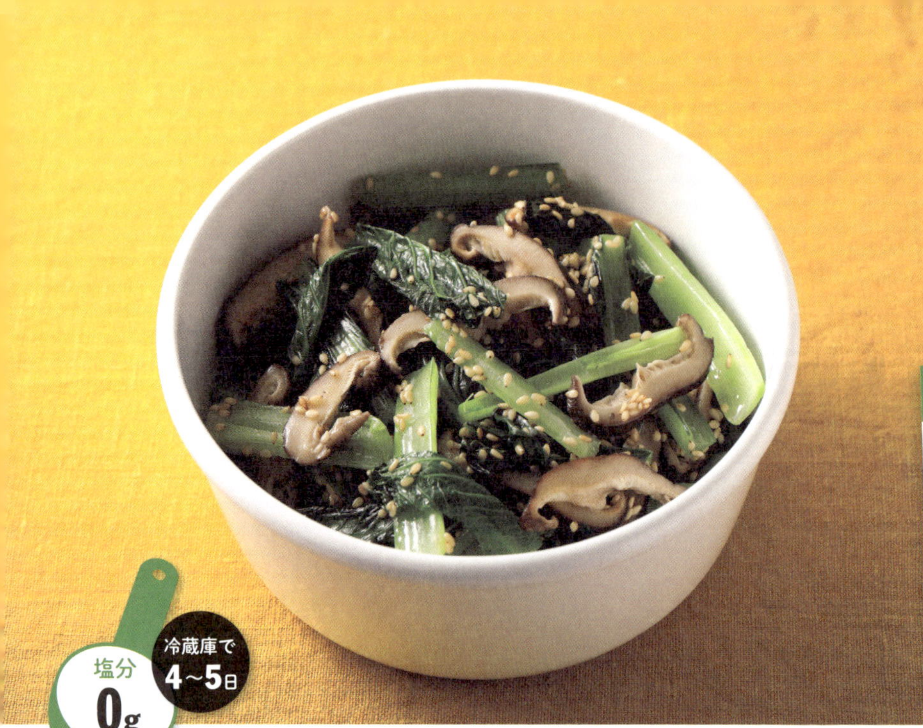

塩分 0g

冷蔵庫で 4～5日

ごま油＋いりごまで香ばしい。

小松菜と干ししいたけのごまいため

1人分　42kcal

材料／作りやすい分量（1人分×4回）

小松菜……200g
干ししいたけ……4個
ごま油……大さじ½
いり白ごま……大さじ1⅓

作り方

1 干ししいたけは水でもどす。軸を切り除いて、細切りにする。

2 小松菜は熱湯で色よくゆで、冷水にとる。水けを絞り、3～4㎝長さに切る。

3 フライパンにごま油を中火で熱し、1、2をいためる。水けがとんで油が全体になじんだら、ごまを加えてさっといためる。

減塩 note

うま味たっぷりの
干ししいたけと、
香り豊かなごま油＆
いりごまで調味料カット！

食レポ　小松菜のシャキシャキ感の中、干ししいたけのだしと食感がやわらかくてやさしいアクセントに。

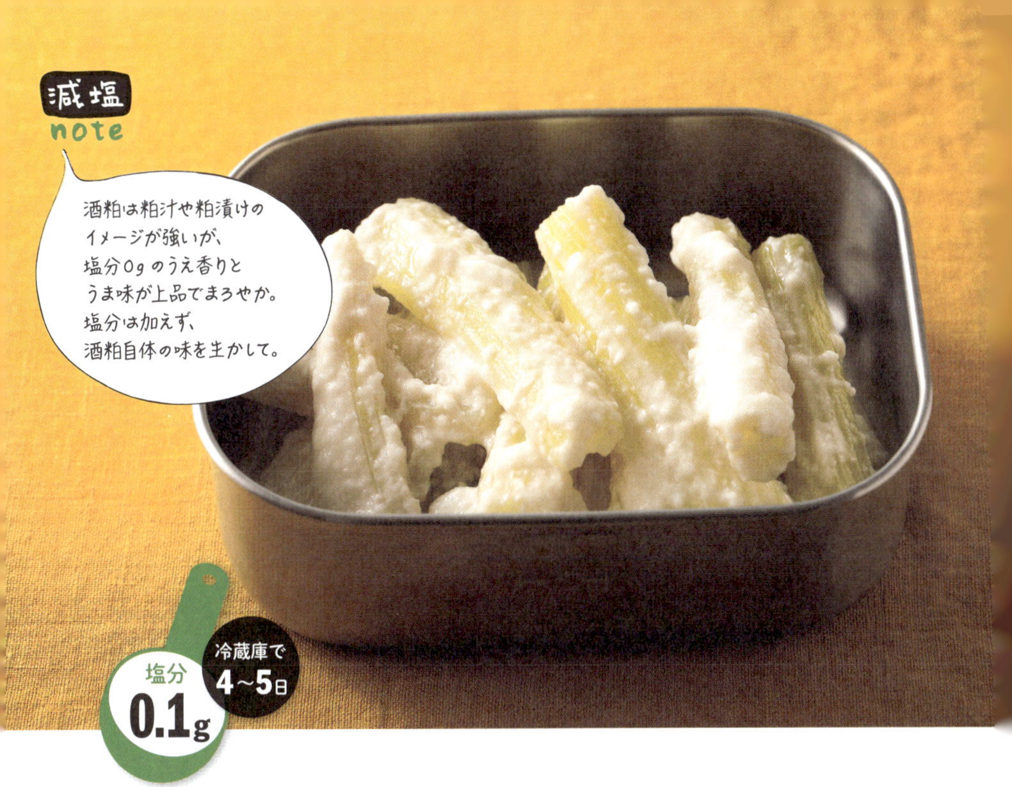

減塩
note
酒粕は粕汁や粕漬けのイメージが強いが、塩分0gのうえ香りとうま味が上品でまろやか。塩分は加えず、酒粕自体の味を生かして。
冷蔵庫で
4〜5日
塩分
0.1g

酒粕の風味がほんのり上品。

セロリの酒粕煮

1人分　41kcal

材料／作りやすい分量（1人分×4回）

セロリ……小2本（200g）

a
- こんぶだし……¾カップ
- みりん……小さじ1

酒粕《さけかす》……50g

作り方

1 酒粕は小さくちぎり、水¼カップに浸してやわらかくする。

2 セロリは筋を除いて4〜5㎝長さに切る。太い部分は縦に2〜3等分に切る。

3 なべにaを入れて中火にかけ、2を入れる。ふたをしてセロリがやわらかくなるまで15〜20分煮る（途中で水分がなくならないように、火加減は調整する）。

4 1を加え混ぜ、煮汁を濃く煮つめる。

食レポ

口の中でほぐれるほどやわらかく煮たセロリは甘く、酒粕もしっとりと上品で、オツな一品。日本酒と合いそう。

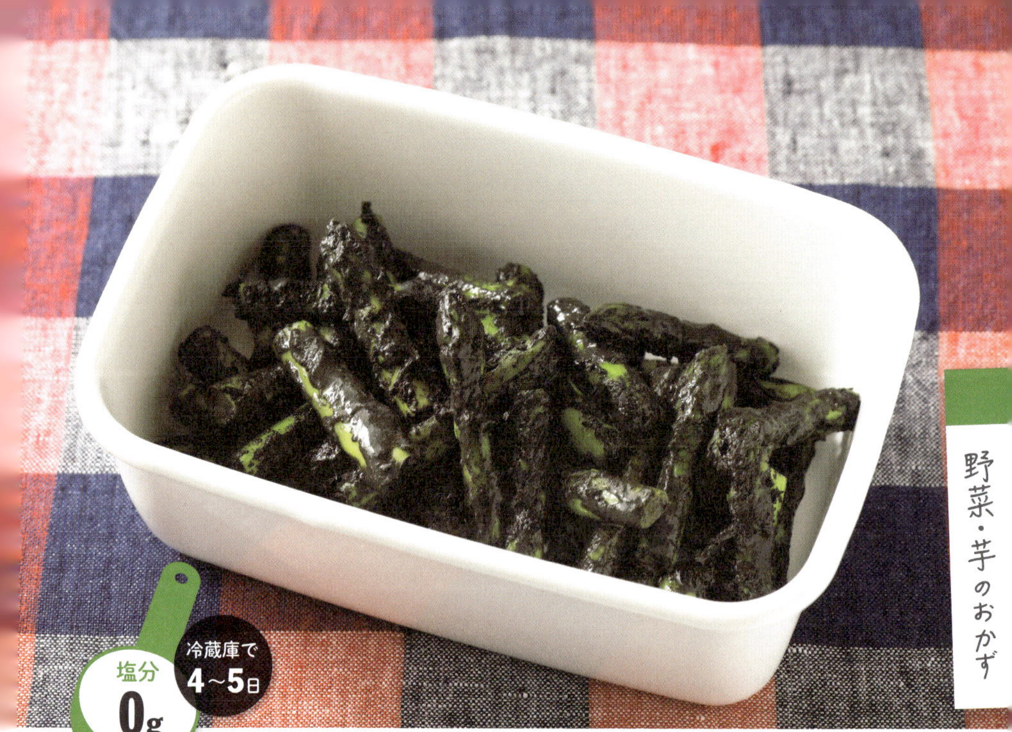

塩分 0g

冷蔵庫で 4～5日

練りごまたっぷりで、こく甘！

アスパラガスの黒ごま煮

1人分　55kcal

材料／作りやすい分量（1人分×4回）

グリーンアスパラガス……10本(200g)
こんぶだし……½カップ
練り黒ごま……大さじ1½
砂糖……小さじ½

作り方

1 アスパラは4～5㎝長さに切り、熱湯で色よくゆで、ざるにあげる。

2 なべにだしを煮立て、1を加える。再び煮立ったら、練りごま、砂糖を加えてとかし、煮汁を濃く煮つめてアスパラにからめる。

減塩 note

練りごまを使った煮物は
まろやかでこくがあり、
印象の強い味に仕上がる。

食レポ　真っ黒な見た目は大迫力！　口に入れると、練りごまのこくと甘さにほっこり癒されます。

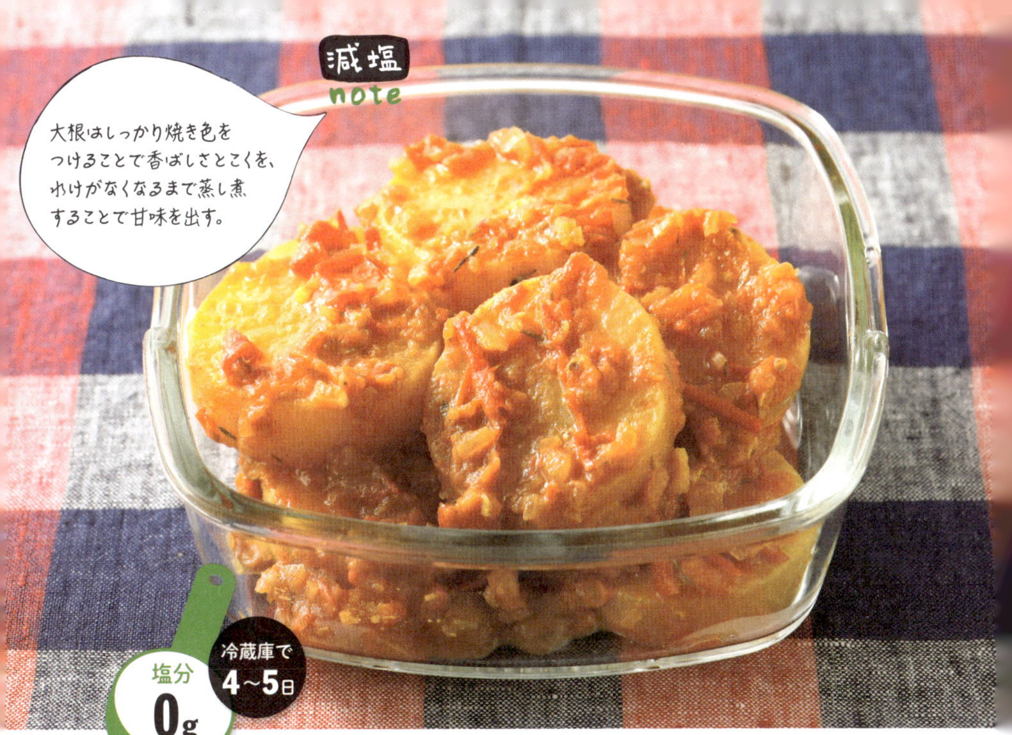
減塩 note
大根はしっかり焼き色を
つけることで香ばしさとこくを、
水けがなくなるまで蒸し煮
することで甘味を出す。
塩分 0g
冷蔵庫で 4～5日

フレッシュなトマトの酸味でさっぱり。

大根のトマトカレー煮

1人分　63kcal

材料／作りやすい分量（1人分×4回）

- 大根……⅓本（400g）
- 玉ねぎ……¼個（50g）
- にんにく……½かけ
- トマト……1個（200g）
- オリーブ油……大さじ1
- カレー粉……小さじ1
- ロリエ……1枚
- タイム（ドライ、ホール）……少量

作り方

1. 大根は1.5㎝幅の輪切りにする。
2. 玉ねぎ、にんにくはみじん切りに、トマトは1㎝角に切る。
3. フライパンにオリーブ油を中火で熱し、1を並べ入れる。ふたをして焼きつけ、こんがりとなったら裏返し、両面に焼き色をつける。
4. 玉ねぎ、にんにくとカレー粉を加えていため、トマト、ロリエ、タイム、湯¾カップを加える。ふたをしてときどき混ぜながら、15～20分煮る。
5. 大根がやわらかくなり、汁けがほとんどなくなるまで煮る。

食レポ 甘い大根の中までしっかりカレー味がしみて美味。トマトの酸味とうま味、ハーブの香りでさわやかです。

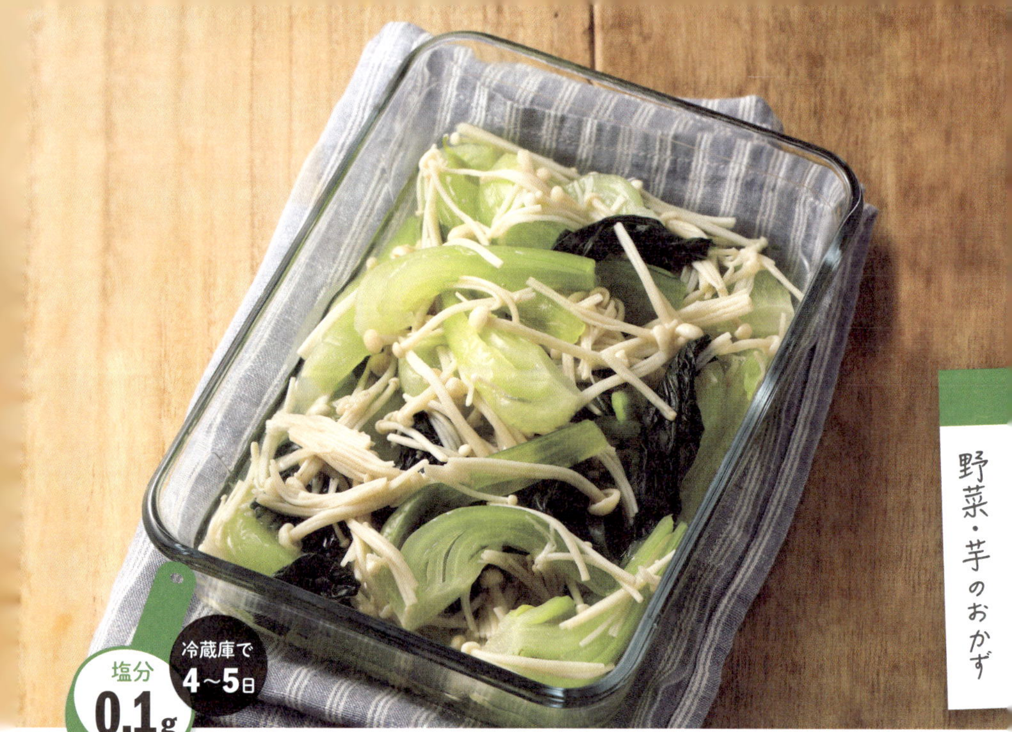

塩分
0.1g

冷蔵庫で
4~5日

だしで煮るだけでしみじみおいしい。

青梗菜とえのきのだし煮

1人分　13kcal

材料／作りやすい分量（1人分×4回）

青梗菜《ちんげんさい》……3株（300g）
えのきたけ……½袋（100g）
こんぶカツオだし……¾カップ

作り方

1 青梗菜は4～5㎝長さに切り、根元は縦8等分に切る。えのきは石づきを切り除き、長さを半分に切ってほぐす。

2 なべにだしを入れて煮立て、青梗菜の根元を加えてひと煮する。青梗菜の葉、えのきを加えてふたをし、中火で2～3分煮る。しんなりとなったら全体を混ぜてひと煮する。

減塩 note

青梗菜とえのきたけ、
それぞれ異なるうま味のある
素材を組み合わせているので、
だしだけで煮ても
深い味わいになる。

食レポ 切り落としてしまうことも多い青梗菜の根元の部分が、歯ごたえを残しつつもやわらかく、甘くておいしかったのが印象的でした。

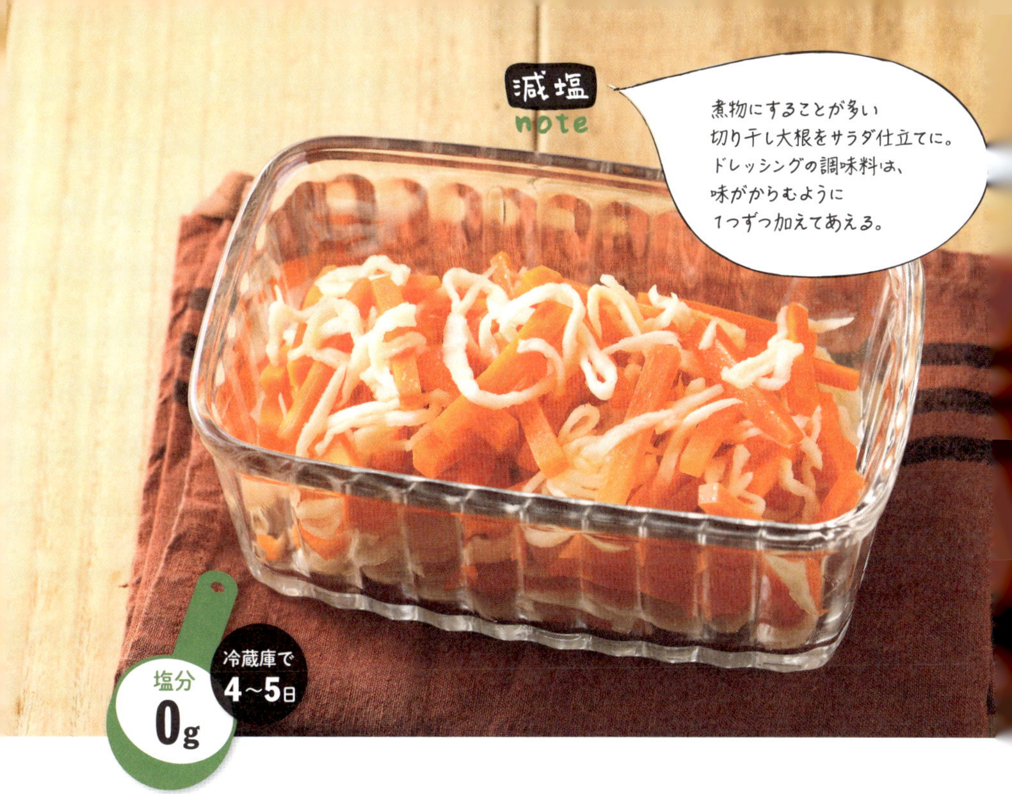
減塩 note
煮物にすることが多い
切り干し大根をサラダ仕立てに。
ドレッシングの調味料は、
味がからむように
1つずつ加えてあえる。
塩分 0g
冷蔵庫で 4~5日

「作りおき」するから、サラダのにんじんも加熱します。

にんじんと切り干し大根のサラダ

1人分　54kcal

材料／作りやすい分量（1人分×4回）

にんじん……1本（150g）

切り干し大根……50g

a
- 酢……小さじ2
- こしょう……少量
- オリーブ油……大さじ1

作り方

1 切り干し大根は水を2～3回かえてもみ洗いする。ヒタヒタの水に20分浸し、水けを軽く絞る。

2 にんじんは4㎝長さ5㎜角の細切りにする。

3 なべにたっぷりの湯を沸かし、1、2を入れる。再び煮立ったらざるにとって湯をきり、そのままさます。

4 3にaを順に加え、あえる。

食レポ 酸味の中にオリーブの香り。にんじんも切り干し大根もそれぞれ異なる噛《か》みごたえで、よく噛むサラダです。

塩分
0g
冷蔵庫で
4〜5日

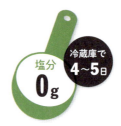

トマトのうま味を存分に生かします。

赤い野菜のハーブ蒸し煮

1人分　77kcal

材料／作りやすい分量（1人分×4回）

a
- 赤パプリカ……1個（150g）
- 黄パプリカ……1個（150g）
- にんじん……⅔本（80g）

トマト……1½個（300g）
玉ねぎ……¼個（50g）
にんにく……½かけ
オリーブ油……大さじ1

b
- ロリエ……1枚
- タイム（ドライ、ホール）・こしょう……各少量

作り方

1 a、トマトは1.5cm角に切る。

2 玉ねぎ、にんにくはみじん切りにする。

3 フライパンにオリーブ油、にんにくを入れて中火にかけ、香りが立ったら玉ねぎを加えていためる。しんなりとなったらaを加えていためる。全体にくったりとなったら、トマト、bを加えてさっといため、湯¼カップを加えてふたをする。

4 ときどき混ぜながら、野菜がやわらかくなり、汁けがなくなるまで15〜20分煮る（汁けが残るようなら、ふたをとって汁けをとばす）。

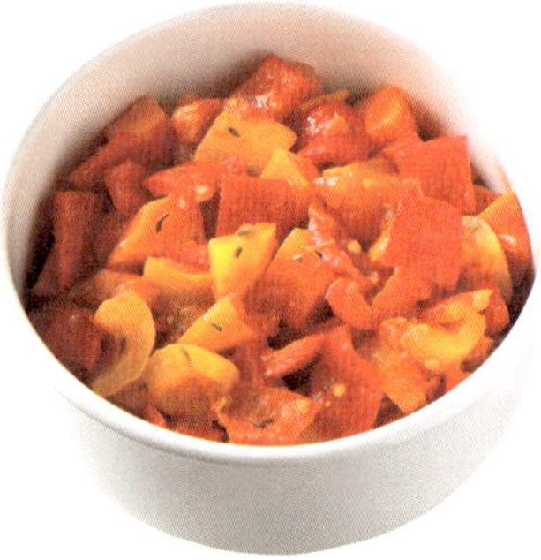

食レポ　トマトの酸味とうま味が、パプリカやにんじんの甘味とよく合う。赤、黄、オレンジ色が鮮やかで、数日経っても色はきれいなままでした。

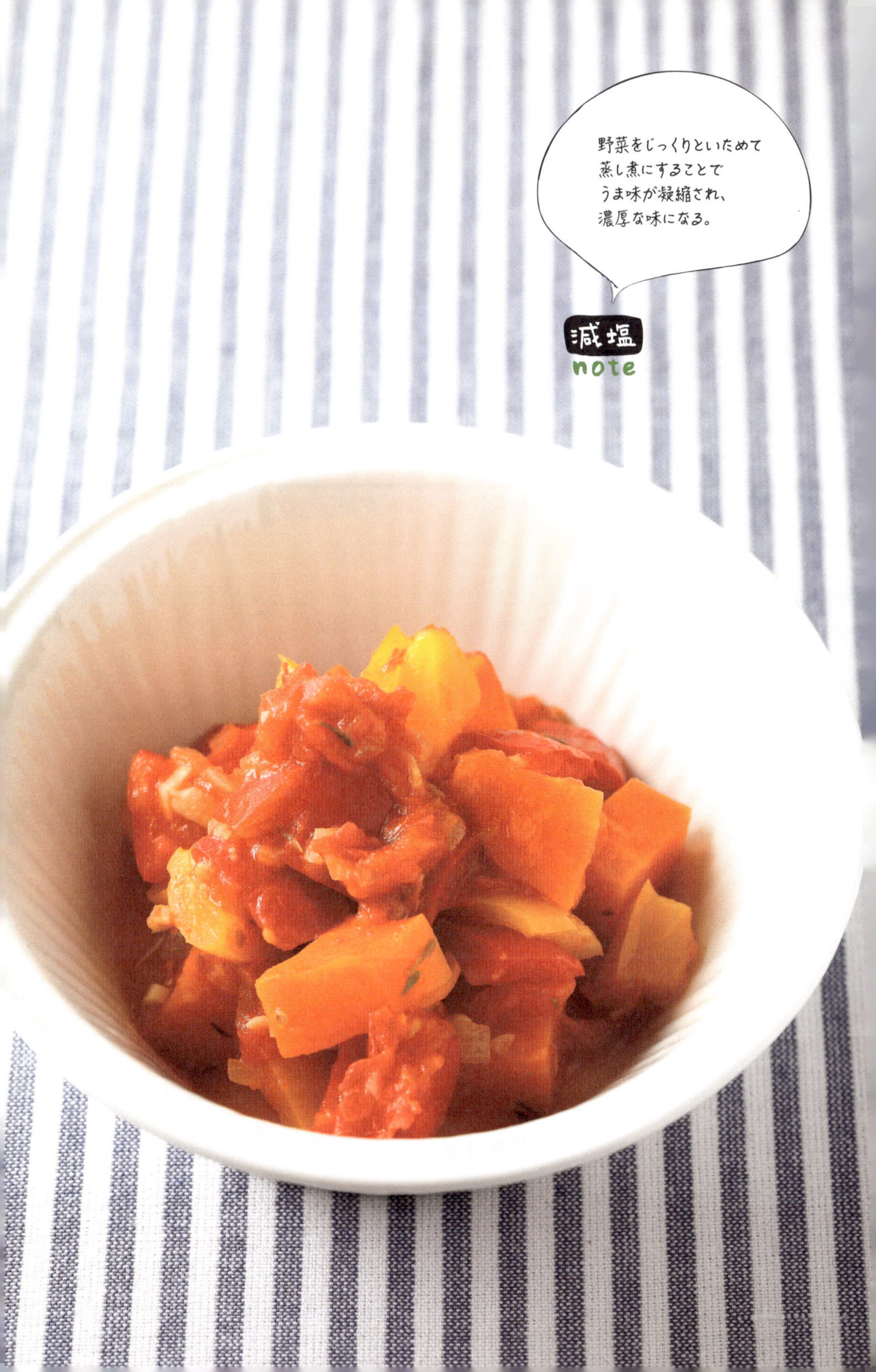

減塩
note

野菜をじっくりといためて
蒸し煮にすることで
うま味が凝縮され、
濃厚な味になる。

塩分
0g
冷蔵庫で
4〜5日

香りのよいワインビネガーでキリッとした酸味。

白い野菜の白ワインビネガー煮

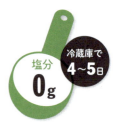

1人分　74kcal

材料／作りやすい分量（1人分×4回）

- カリフラワー……⅔個（200g）
- ねぎ……1½本（160g）
- かぶ……3〜4個（200g）
- 玉ねぎ……¼個（50g）
- にんにく……½かけ
- オリーブ油……大さじ1
- ロリエ……1枚
- こしょう……少量
- 白ワインビネガー……¼カップ

作り方

1 ねぎは縦半分に切ってから2㎝長さに切る。かぶは1.5〜2㎝角に、カリフラワーも同じくらいの大きさになるように分ける。

2 玉ねぎ、にんにくはみじん切りにする。

3 フライパンにオリーブ油、にんにくを入れて中火で熱し、香りが立ったら玉ねぎを加えていためる。しんなりとなったら1を加え、ねぎがくったりとするまでいためる。湯¾カップ、ロリエ、こしょうを加えてふたをし、15〜20分煮る。

4 野菜がやわらかくなり、汁けがなくなったら、白ワインビネガーを加え、混ぜながら2分ほど煮る。

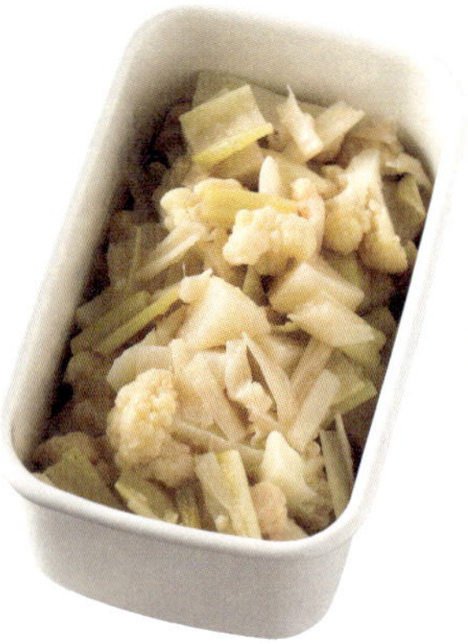

減塩note

さわやかな香りと風味が
残るように、
白ワインビネガーは
最後に加える。

食レポ　白くて上品な見た目を裏切る、酸味のパンチがきいた味。
一方で、かぶとねぎは甘くてやわらかく、印象的でした。

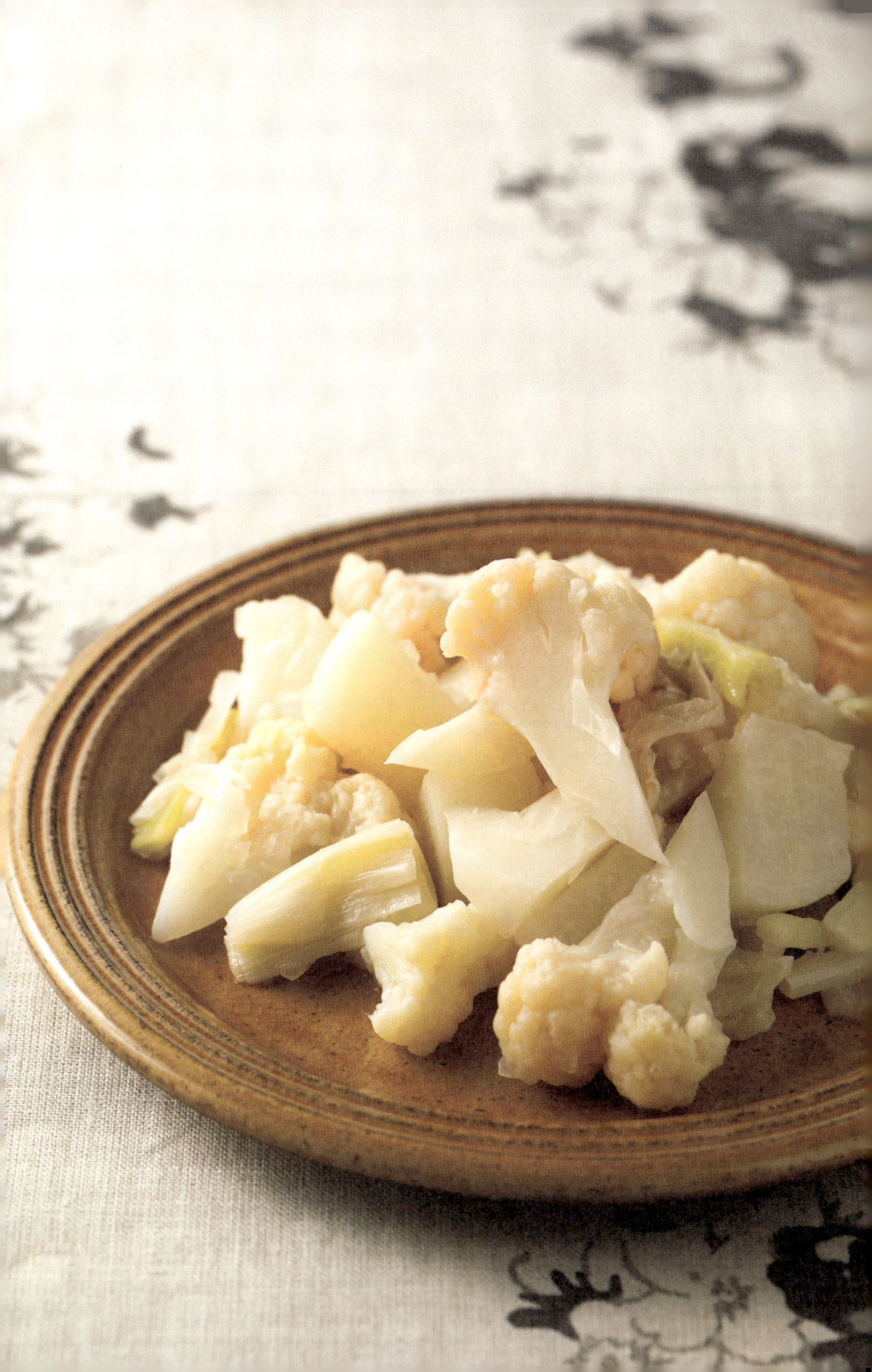

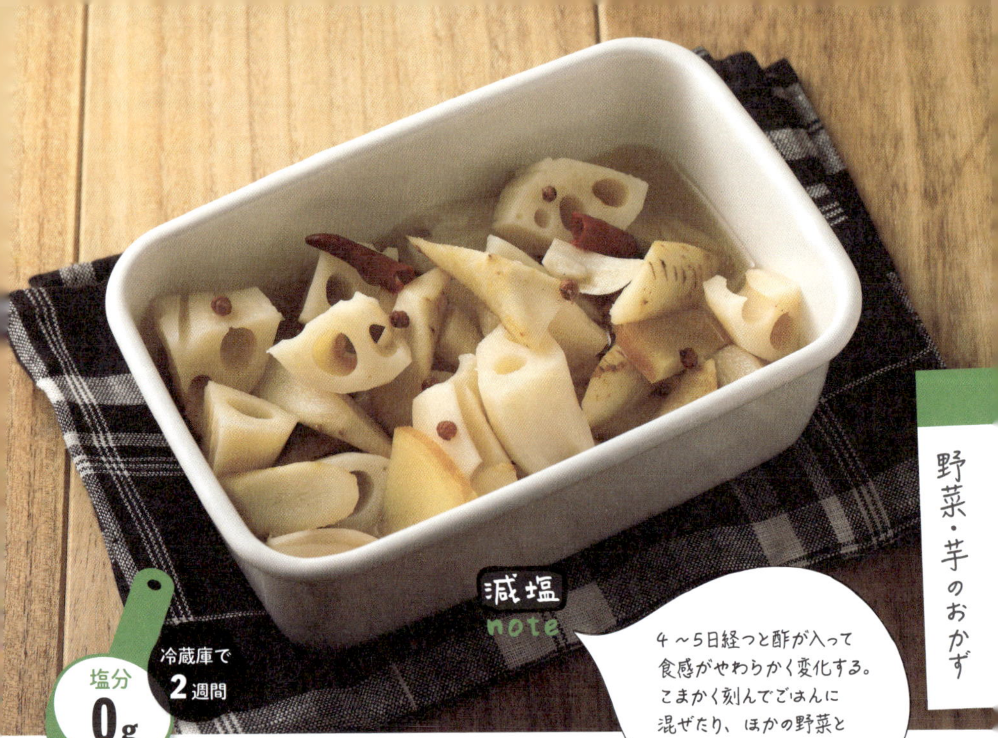

塩分 0g

冷蔵庫で 2 週間

減塩 note

4～5日経つと酢が入って
食感がやわらかく変化する。
こまかく刻んでごはんに
混ぜたり、ほかの野菜と
あえて酢の物などに利用して。

シャキシャキの根菜にピリッと辛い花椒がアクセント。

れんこんとごぼうのピクルス

1人分　47kcal

材料／作りやすい分量（1人分×4回）

れんこん……1節（150g）

ごぼう………½本（100g）

a
- 水……1カップ
- しょうがの薄切り……2枚
- にんにく（つぶす）……½かけ
- 赤とうがらし（ちぎる）……1本
- 花椒《ほわじゃお》（粒）……小さじ½

酢…½カップ

作り方

1 れんこんとごぼうは一口大の乱切りにし、水にさらす。

2 熱湯でごぼうを3分ゆでる。れんこんを加えてさらに1分ゆで、ざるにあげて湯をきり、保存容器に移す。

3 小なべにaを入れて中火にかけ、煮立ったら火を消し、酢を加える。

4 2に3を注ぎ、そのままさまして味をなじませる。

食レポ　赤とうがらしと花椒のダブル効果でかなりのピリ辛味。酸味もしっかりなので、大人向けのピクルスでした。

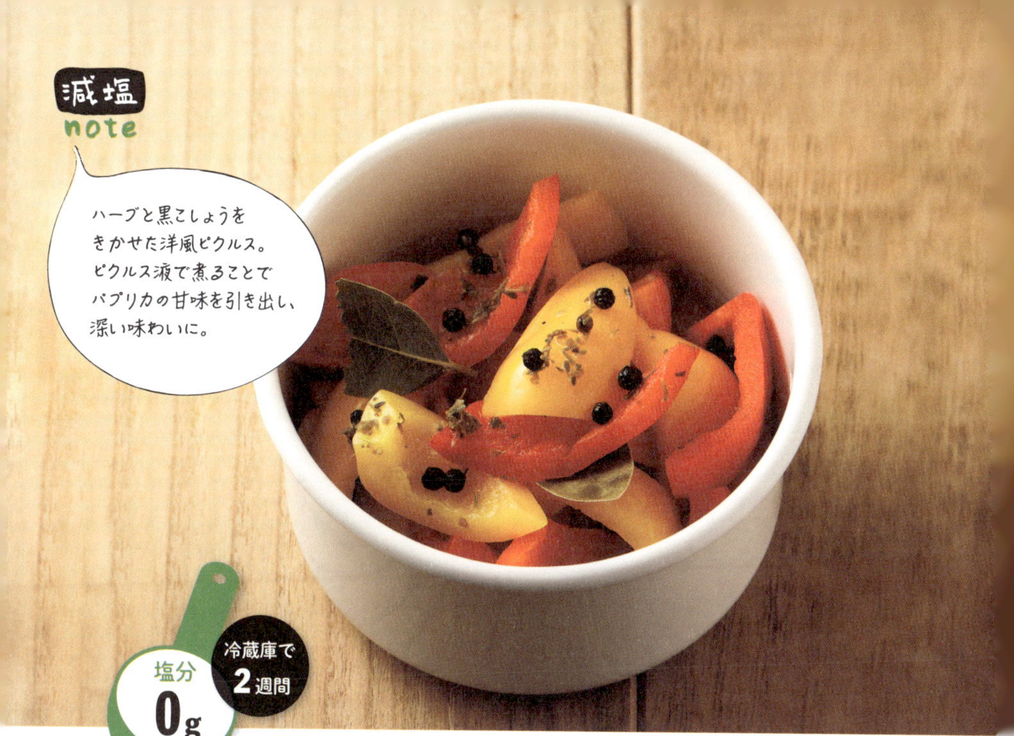

減塩note

ハーブと黒こしょうを
きかせた洋風ピクルス。
ピクルス液で煮ることで
パプリカの甘味を引き出し、
深い味わいに。

塩分 0g

冷蔵庫で 2週間

甘味のあるパプリカに、ハーブの香りがマッチ！

パプリカのピクルス

1人分　22kcal

材料／作りやすい分量（1人分×4回）

パプリカ（赤・黄）……各小1個（100g）

a
- 酢……½カップ
- 水……¾カップ
- ロリエ（ちぎる）……½枚
- タイム・オレガノ（各ドライ、ホール）……各小さじ⅓
- 粒黒こしょう……小さじ½

作り方

1 パプリカは縦4等分に切ってへたと種を除き、斜め1.5㎝幅に切る。

2 なべにaを入れて中火にかけ、煮立ったら1を加え、全体がピクルス液に浸るように混ぜながら2分ほど煮る。

3 火を消し、そのままさまして味をなじませる。

食レポ　パプリカの甘味とハーブがさわやか。辛いのが苦手な人は黒こしょうを外して、逆に辛いのが好きならたくさん入れてもよさそうです。

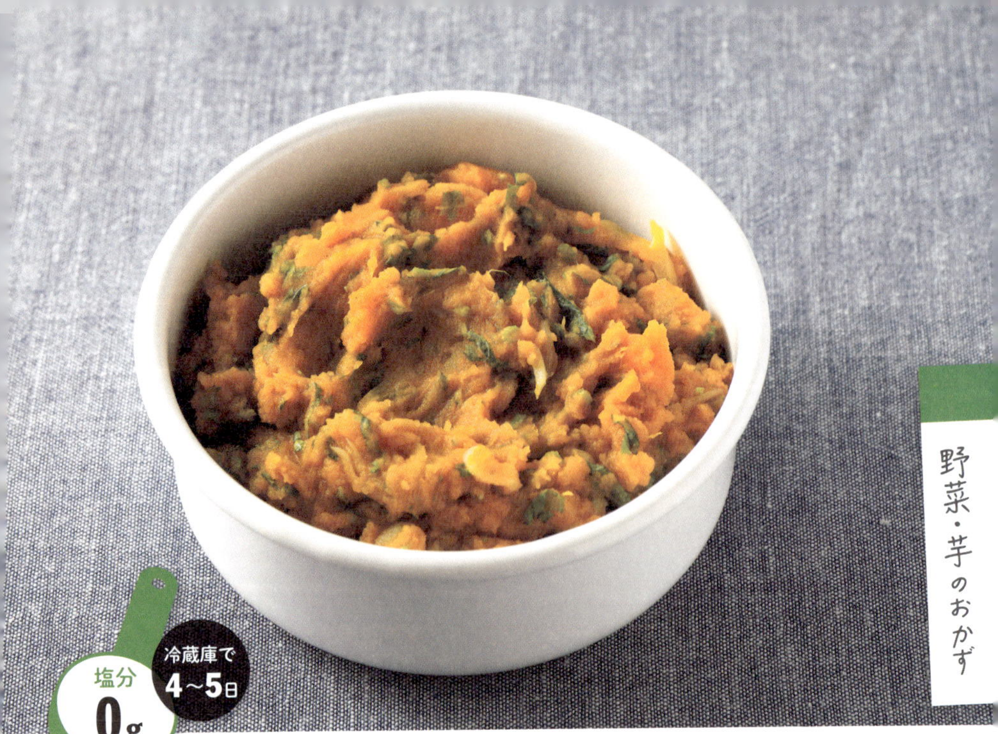

塩分 0g

冷蔵庫で 4~5日

かぼちゃが甘くてすっぱくてエスニック！

かぼちゃと香菜の黒酢サラダ

1人分　98kcal

材料／作りやすい分量（1人分×4回）

かぼちゃ……¼個（300g）
香菜《しゃんつぁい》……30g
玉ねぎ……¼個（50g）
こしょう……少量
黒酢……大さじ2
ごま油……小さじ2

作り方

1 香菜は細かく刻み、玉ねぎは薄切りにする。

2 かぼちゃは皮をむいて大きめの一口大に切る。

3 かぼちゃは熱湯でゆで、やわらかくなったら湯をきる。まだ熱いうちに1を加え、混ぜながらかぼちゃをつぶす。

4 あら熱がとれたら、こしょう、黒酢、ごま油を順に加え、よく混ぜ合わせる。

減塩note

かぼちゃがまだ熱いうちに
調味料を順番に混ぜ合わせる
ことで味をしっかりなじませる。
香菜独特の風味が
あとを引く。

食レポ　かぼちゃの甘味に、黒酢とごま油のこくと香り、さらに香菜が口の中で合体!!　思わず何度も食べてしまう不思議な味でした。

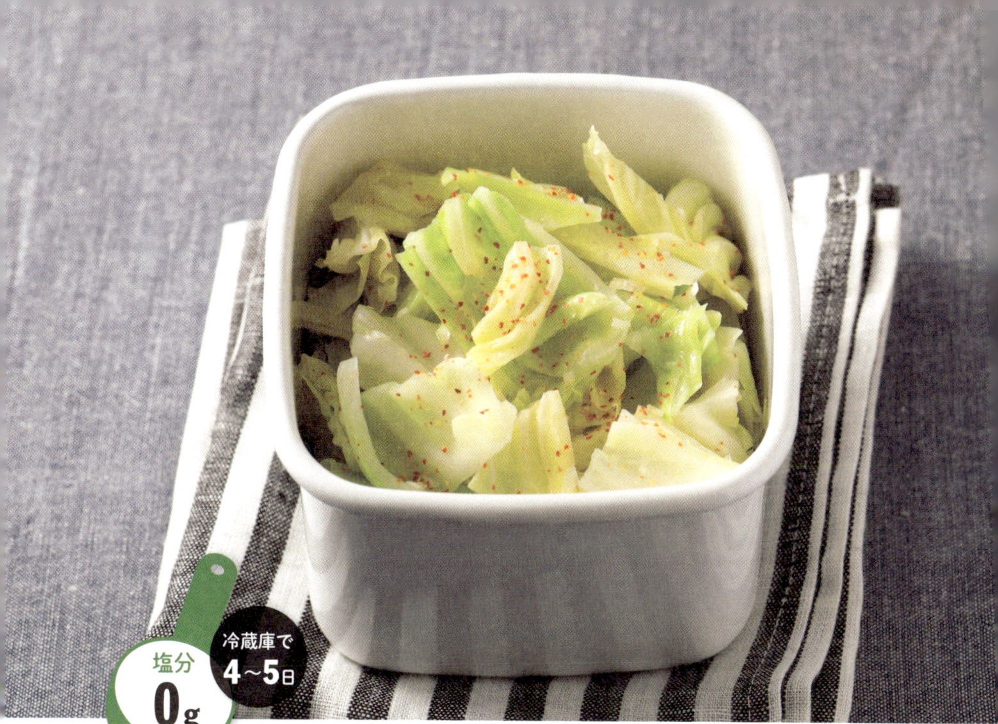

塩分
0g

冷蔵庫で
4～5日

調味料なしでとことんシンプル、潔い味です。

キャベツのナムル

1人分　26kcal

材料／作りやすい分量（1人分×4回）

キャベツ……¼個（300g）
- ねぎ……⅕本（20g）
- にんにく……1かけ

ごま油……小さじ1
一味とうがらし……少量

作り方

1 キャベツは2～3㎝角に切る。

2 ねぎ、にんにくはみじん切りにする。

3 なべにたっぷりの湯を沸かし、1を入れて湯をくぐらす程度にさっとゆでる。湯をしっかりときって保存容器に入れる。

4 キャベツがまだ熱いうちに2を加え混ぜて香りを移し、ごま油であえて一味とうがらしをふる。

減塩note

香味野菜の味や香りをなじませるポイントは、キャベツをゆでたらすぐに加え混ぜること。アスパラガスや、スナップえんどうでも同じように作れる。

食レポ
調味料が入らないので、キャベツの甘さ、ごま油のこくと風味、ねぎやにんにくの香りが普通のナムルよりも強く感じられて、味わい深かったです。

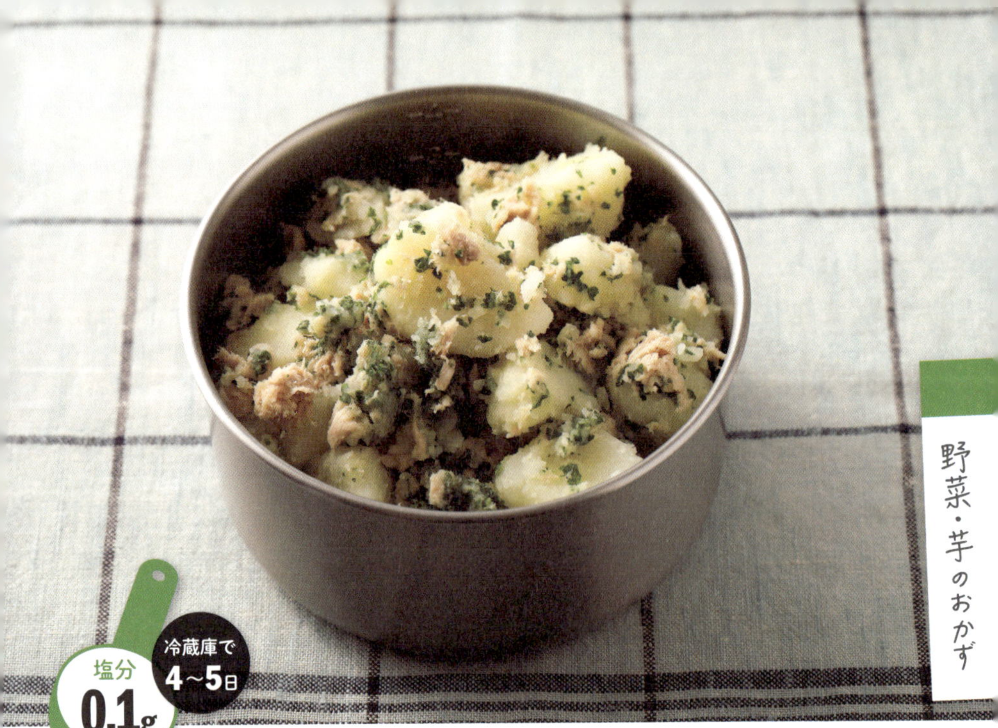

塩分
0.1g

冷蔵庫で
4～5日

たっぷりのパセリで香りよく。

じゃが芋とツナのこしょうあえ

1人分　79kcal

材料／作りやすい分量（1人分×4回）

じゃが芋……2個（250g）
こしょう……少量
ツナ水煮缶（食塩不使用）……1缶（75g）
パセリのみじん切り……大さじ2（10g）
オリーブ油……小さじ2

減塩 note

ツナ水煮缶は食塩不使用のタイプを使用（1缶75gあたりの塩分0.2g）。一般的なツナ水煮缶と比較すると約半分の塩分量となるが、うま味があるので満足感がある。

作り方

1 じゃが芋は皮をむいて一口大に切り、水洗いする。

2 ゆでて、やわらかくなったら湯を捨て、水分をとばして粉ふき芋にする。まだ熱いうちにこしょう、ツナ、パセリを加え、よく混ぜ合わせる。オリーブ油を少しずつ加え、さらに混ぜる。

食レポ　オリーブ油の香りとパセリでさわやか。少しだけマヨネーズを足して、サンドイッチの具にしてもおいしそう。

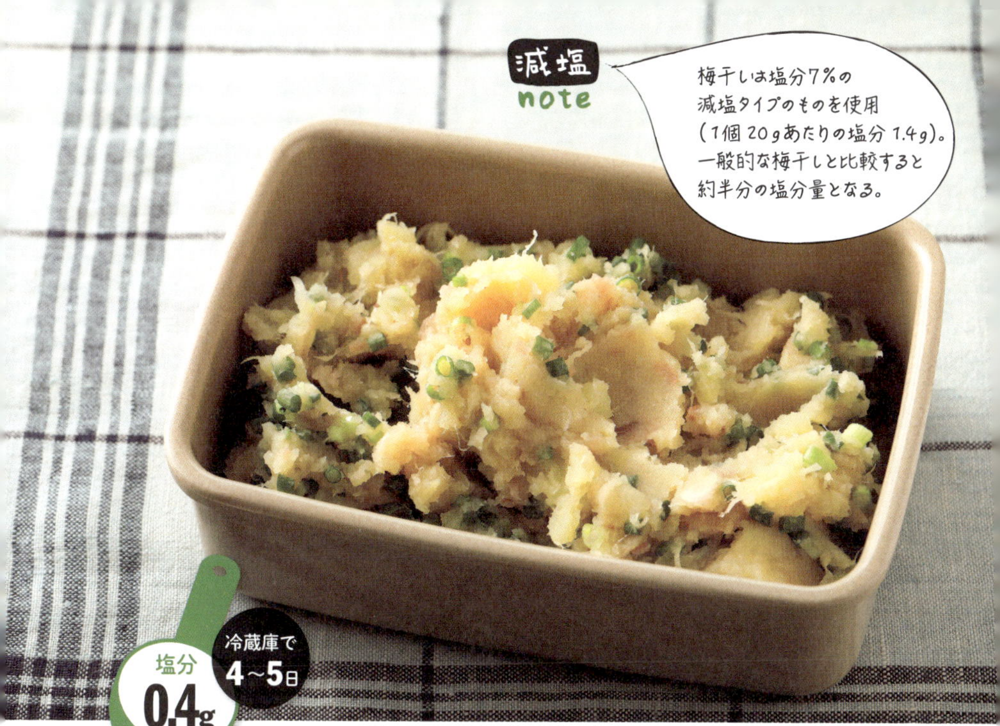

減塩 note

梅干しは塩分7%の
減塩タイプのものを使用
(1個 20gあたりの塩分 1.4g)。
一般的な梅干しと比較すると
約半分の塩分量となる。

塩分 0.4g

冷蔵庫で 4~5日

さつま芋+梅干しの甘酸っぱさが新鮮。

梅風味のさつま芋サラダ

1人分　99kcal

材料／作りやすい分量（1人分×4回）

- さつま芋……大1本（250g）
- 梅干し（塩分7%のもの）……1個（20g）
- みょうが……2個（40g）
- 小ねぎ……5～6本（30g）
- こしょう……少量
- 酢……大さじ1
- ごま油……小さじ1

作り方

1 さつま芋は2㎝厚さに切り、皮を厚めにむく。水に30分ほどさらす。

2 みょうがは薄い小口切りに、小ねぎは小口切りにする。

3 梅干しは種を除き、果肉を包丁でたたいてペースト状にする。

4 1をゆで、やわらかくなったら湯をきる。まだ熱いうちに2を加え、さつま芋をつぶしながら混ぜる。

5 あら熱がとれたら3、こしょう、酢、ごま油を順に加え、よく混ぜ合わせる。

食レポ

梅干しが混ざっていて全体に梅風味。さつま芋の甘さとごま油の香り、さらにみょうがの風味で、奥行きのある味わいが撮影スタッフに大好評。

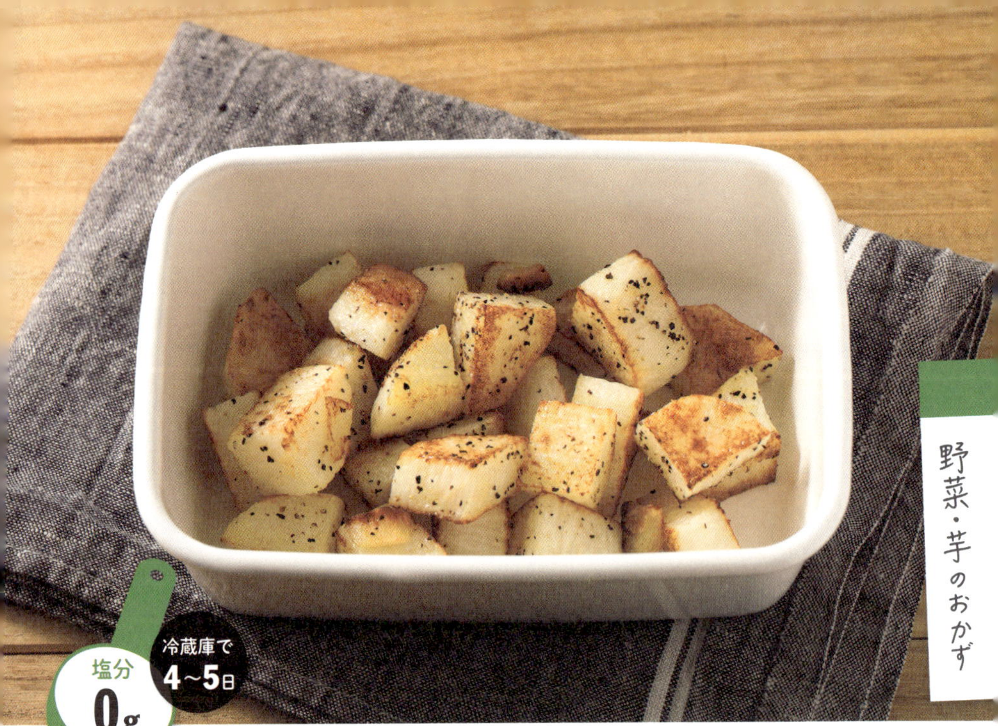

塩分
0g

冷蔵庫で
4～5日

食欲そそるにんにくの香り。黒こしょうがよいアクセント。

長芋の黒こしょういため

1人分　57kcal

材料／作りやすい分量（1人分×4回）

長芋……250g
にんにく……1かけ
オリーブ油……大さじ½
あらびき黒こしょう……少量

作り方

1 長芋は1.5㎝幅のいちょう切りにする。にんにくはつぶす。

2 フライパンにオリーブ油、にんにくを入れて中火で熱し、香りが立ったら1の長芋を入れる。全体にこんがりと焼き色がついてやわらかくなるまでいため、こしょうをふる。

減塩note

オリーブ油＋にんにく＋黒こしょうは食欲をそそるテッパンの組み合わせ。長芋はこんがりと焼いて香ばしさアップ。

食レポ　こんがりと焼きつけた長芋が香ばしく、外側はサクッ、中はしっとりと2つの食感。薄味だけど、長芋の食感が楽しくて箸《はし》が進みます。

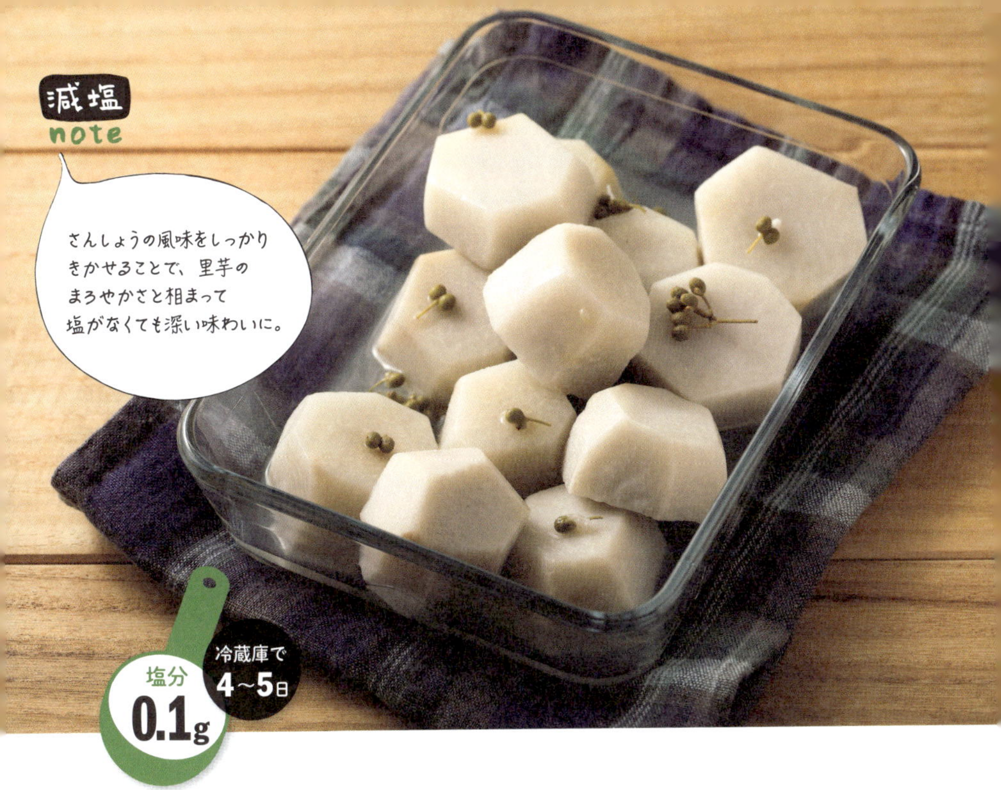
減塩
note
さんしょうの風味をしっかりきかせることで、里芋のまろやかさと相まって塩がなくても深い味わいに。
塩分
0.1g
冷蔵庫で
4～5日

さんしょうの香りと辛味は存在感あり！

里芋と実ざんしょうのだし煮

1人分　47kcal

材料／作りやすい分量（1人分×4回）

里芋……300g
実ざんしょう（生）※……10g
こんぶカツオだし……1 ¼カップ

※実ざんしょうがなければ、代わりに粉ざんしょう小さじ¼でも作れる。

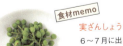

作り方

1 里芋は皮をむいて、半分に切る。塩（分量外）でもんでぬめりを出し、水で洗い落とす。酢少量（分量外）を加えた湯で12～13分下ゆでし、水にとってぬめりを洗い落とし、水けをきる。

2 なべにだし、さんしょう、里芋を入れて中火にかける。落としぶたをして煮立ったら少し火を弱め、里芋がやわらかくなるまで15～16分煮る。ときどき上下を入れかえ、加熱むらができないようにする。

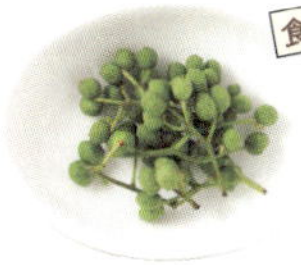

食材memo

実ざんしょう

6～7月に出まわる。ピリリとした独特の辛味と清涼感があり、つくだ煮などに使われることが多い。

食レポ 里芋独特のぬめりのある食感に、実ざんしょうのキリッとした風味が好相性で、美味でした。

野菜を使った減塩だれ＆アレンジ料理

いろいろな料理にかけたり、つけたりできて便利な野菜を使った減塩だれ（ソース）をご紹介します。

薄切りのレモンがすっぱくて効く〜！

ねぎ塩レモンだれ

1回分 塩分 0.2g

冷蔵庫で 4〜5日

1回分　13kcal

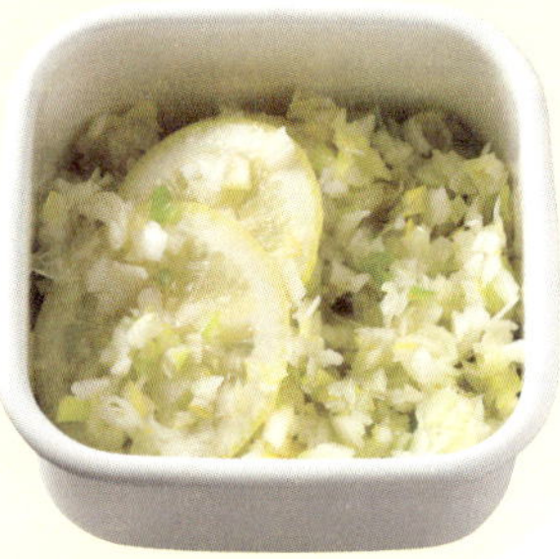

材料／作りやすい分量（1人分×4回）

ねぎ……4/5本（80g）
塩……小さじ1/6
レモン果汁……大さじ3
レモンの薄切り……2〜3枚（20g）

作り方

1 ねぎはみじん切りにする。

2 1に塩を加えて混ぜる。レモン果汁、レモンの薄切りを加えて混ぜ、1〜2日冷蔵庫でなじませる。

減塩note

みじん切りにしたねぎが肉によくからみ、レモンの酸味も逃さない。

アレンジ

冷しゃぶにかけて…

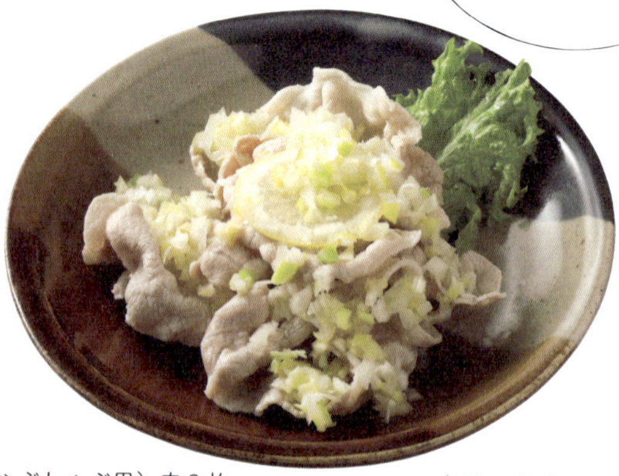

塩分 0.2g

1人分　94kcal

ゆでた豚ロース（しゃぶしゃぶ用）肉3枚（30g）とリーフレタス1枚（15g）にねぎ塩レモンだれ（1/4量）をかける。

★そのほか…
「サニーレタスのサラダ」
「白身魚のソテー」などにも。

食レポ　ねぎの風味にレモンがさっぱり。薄切りレモンをかじるとさらに強い酸味で目が覚めるようです。

パプリカの甘味とうま味が濃厚です。

ピリ辛赤パプリカだれ

1回分

塩分
0g

冷蔵庫で
4～5日

1回分　84kcal

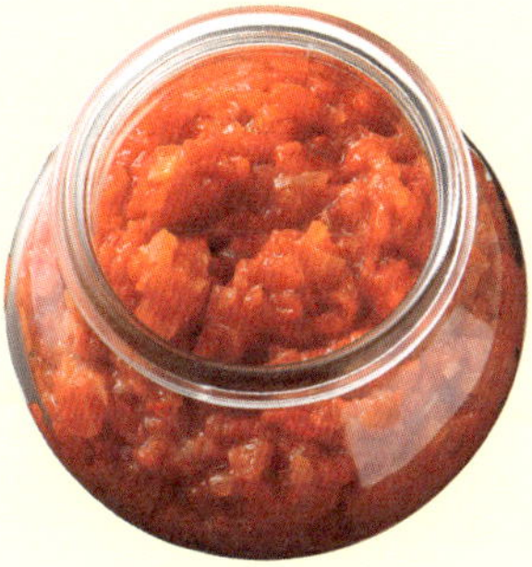

材料／作りやすい分量
（1人分×4回）

赤パプリカ……2個（300g）
　玉ねぎ……¼個（50g）
　にんにく……½かけ
オリーブ油……大さじ1+1
チリペッパー（34ページ）
　……少量
酢……小さじ2

作り方

1 パプリカは魚焼きグリルで表面が焦げるまで焼く。皮をむいて、みじん切りにする。

2 玉ねぎ、にんにくはみじん切りにする。

3 フライパンにオリーブ油大さじ1を中火で熱し、2をいためる。玉ねぎがしんなりとなったら1を加えていため、水分をとばす。

4 チリペッパー、酢を加えて火を消し、残りのオリーブ油を加えて混ぜる。

グリルで焦げるまで焼いた
パプリカは甘味が凝縮された
深い味わい。フレッシュな
生野菜を引き立たせる。

減塩
note

アレンジ

野菜スティックに添えて…

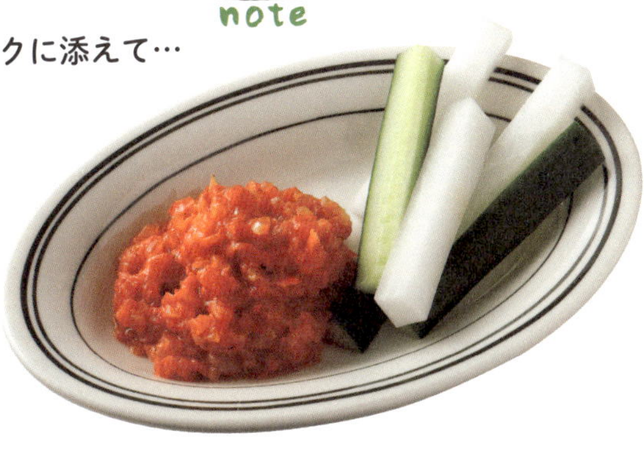

塩分
0g

1人分　100kcal

きゅうり（50g）と大根（50g）をスティック状に切り、パプリカだれ（¼量）をつけながら食べる。

★そのほか…
「チキンソテー」にかけたり、
「ピザソース」の代わりにも。

食レポ　パプリカの甘味が煮つめられて濃厚なディップのよう。野菜スティックにつけるものといえばマヨネーズやみそが定番ですが、これなら塩分0g。

にらの風味とごまの香りが食欲そそる。

にら黒酢だれ

1回分
塩分
0g
冷蔵庫で
4〜5日

1回分　40kcal

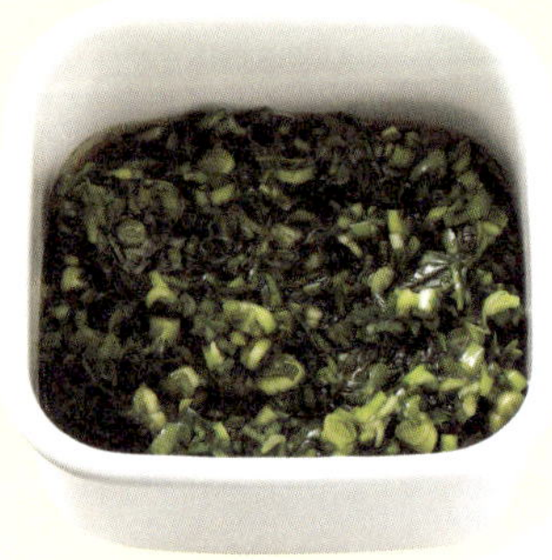

材料／作りやすい分量
（1人分×4回）

にら……½束（50g）
砂糖……小さじ2
黒酢……大さじ2
ごま油……大さじ1

作り方

1 にらは細かく刻み、砂糖をまぶす。

2 砂糖がなじんだら黒酢、ごま油を加えて混ぜ合わせ、にらがしんなりとなるまで冷蔵庫で1〜2日おく。

減塩
note

しょうゆのような色合いで
見た目から食欲をそそる。
いろいろかけて使える便利だれ。

アレンジ

冷ややっこにかけて…

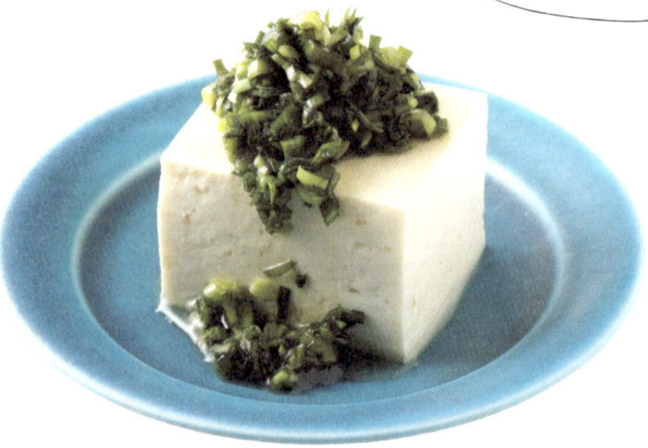

塩分
0.2g

1人分　148kcal

やっこに切ったもめん豆腐150gに。
にら黒酢だれ（¼量）をかける。

★そのほか…
「納豆」にかけたり、
「ギョーザ」のつけだれにも。

食レポ
パンチのあるにらに、こくと香りの黒酢＋ごま油は食欲をそそる組み合わせ。食べても裏切らない力強い味です。

肉にも魚にも合う万能ソース。

パセリソース

1回分 89kcal

1回分 塩分 0g

冷蔵庫で 4~5日

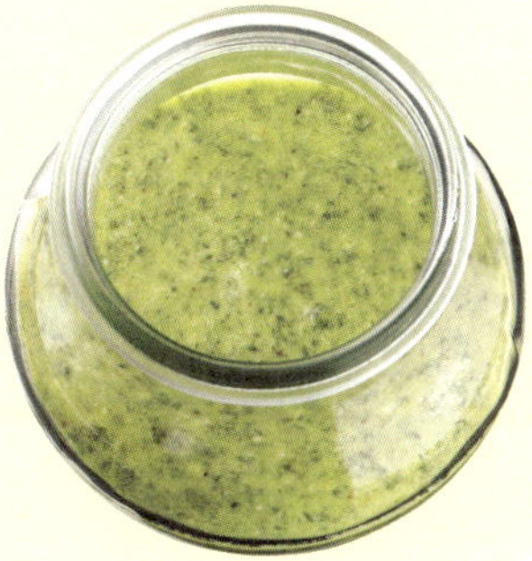

材料／作りやすい分量（1人分×4回）

パセリのみじん切り……大さじ4（20g）
カシューナッツ……20g
サラダ油・レモン果汁……各大さじ2
こしょう……少量

作り方

1 すり鉢にカシューナッツを入れ、すりこ木ですりつぶす。パセリを加えてすり混ぜる。

2 油、レモン果汁を加えてすりのばし、こしょうを加える。

減塩note

パセリのフレッシュな香りとカシューナッツの甘味で、味つけしていないソテーのもの足りなさを補う。

アレンジ

カジキのソテーにかけて…

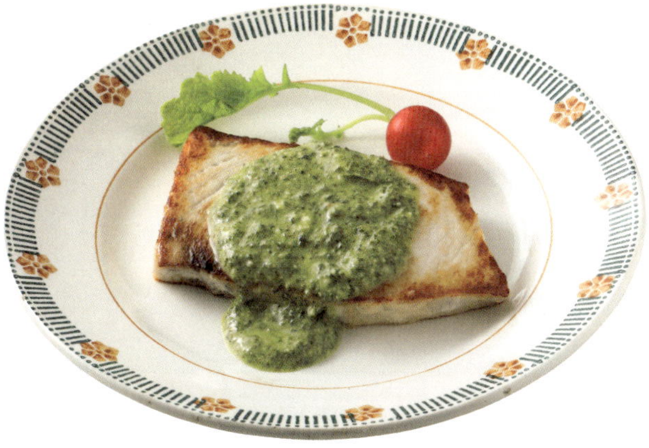

塩分 0.2g

1人分 244kcal

オリーブ油小さじ1（4g）で、カジキの切り身(100g)をソテー。ラディシュ1個(10g)を添え、パセリソース（¼量）をかける。

★そのほか…
「蒸し鶏」や「バゲット」にかけるなど。

食レポ パセリの香りとレモンがさわやかだが、カシューナッツの甘味もあってなんとも複雑、本格ソースのような味わい。

ペースト状にした野菜の自然な甘味と、とろっとした舌ざわりを減塩に生かします。
野菜ペーストはそれぞれ冷凍庫で2週間保存可能。
いずれも、そのまま牛乳や豆乳でのばしてポタージュにできます。

元気なオレンジ色で食卓を彩る。

にんじんペースト

塩分 0.2g

冷凍庫で 2週間

全量　221kcal

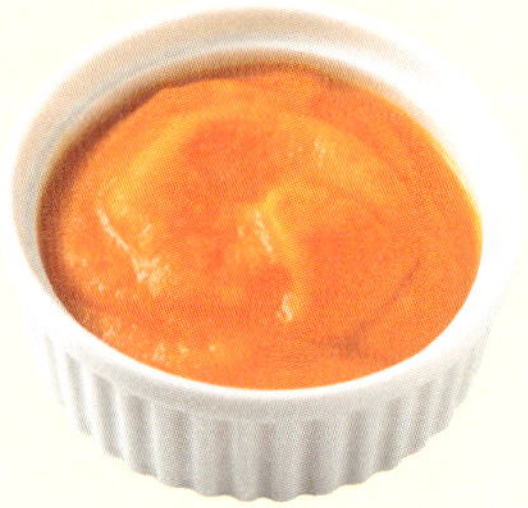

材料／作りやすい分量

にんじん……大1本（200g）
玉ねぎ……½個（100g）
オリーブ油……大さじ1
a ロリエ……½枚
a 白ワイン……大さじ1
a 湯……½カップ
水……¼カップ

野菜ペーストをおいしく作るポイントは、野菜をしっかりといためてから、やわらかくなるまで蒸し煮し、甘味をじっくり引き出すことです。

減塩 note

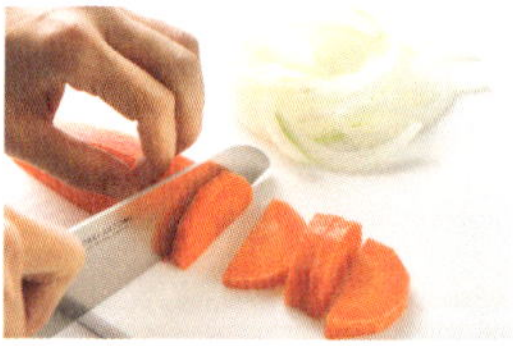

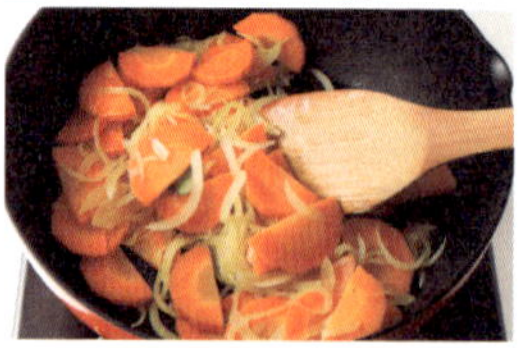

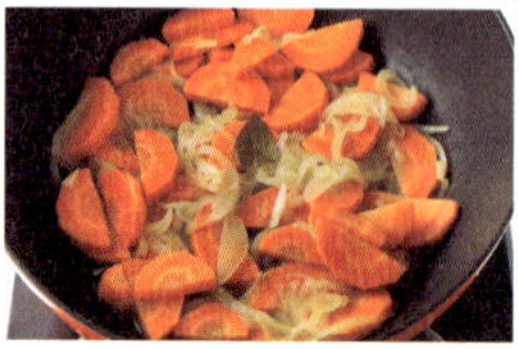

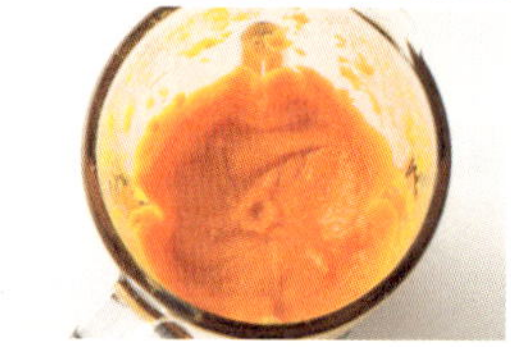

作り方

1 にんじんは5㎜厚さの半月切りに、玉ねぎは薄切りにする。

2 フライパンにオリーブ油を中火で熱し、1を入れてくったりとなるまでしっかりいためる。

3 aを加え、ふたをして煮立ったら少し火を弱め、にんじんがやわらかくなるまで15～20分蒸し煮にする。ふたをとり、汁けをとばす。

4 あら熱がとれたらロリエを除いてミキサーに移し、分量の水を加えてなめらかになるまで攪拌《かくはん》する。

ごぼうの風味がたっぷり。

ごぼうペースト

塩分 0.1g

冷凍庫で 2週間

全量　180kcal

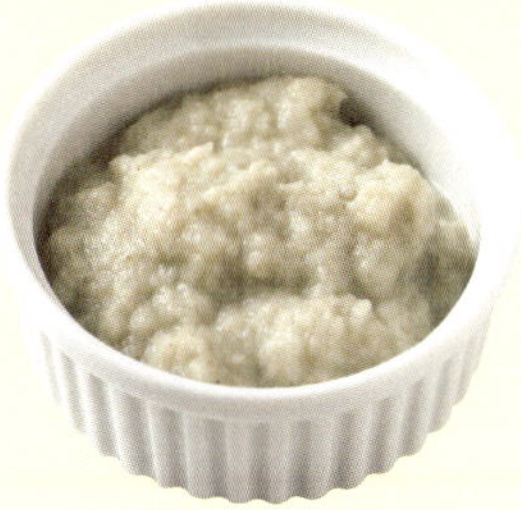

材料／作りやすい分量

ごぼう……¾本（150g）
ねぎ……⅖本（40g）
オリーブ油……大さじ1
a ロリエ……½枚
a 白ワイン……大さじ1
a 湯……¾カップ
水……½カップ

作り方

1 ごぼうとねぎは縦半分に切ってから1cm長さに切る。

2 右ページ「にんじんペースト」の作り方2～4と同様にする。蒸し煮時間は20～25分。

やさしい甘味のクリーミーなペースト。

カリフラワーペースト

塩分 0g

冷凍庫で 2週間

全量　193kcal

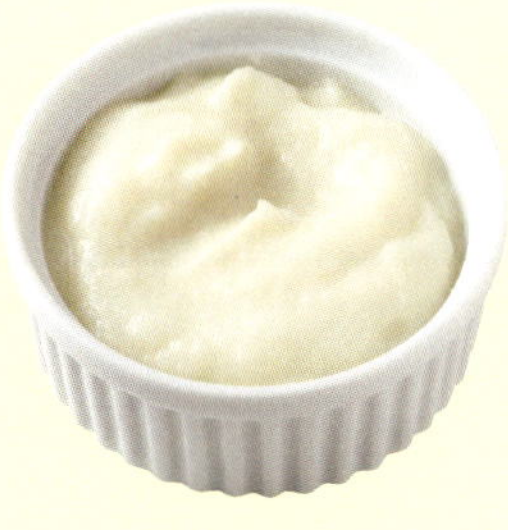

材料／作りやすい分量

カリフラワー……⅔個（200g）
ねぎ……⅘本（80g）
オリーブ油……大さじ1
a ロリエ……½枚
a 白ワイン……大さじ1
a 湯……½カップ
水……¼カップ

作り方

1 カリフラワーは小房に分ける。ねぎは縦半分に切ってか1cm長さに切る。

2 右ページ「にんじんペースト」の作り方2～4と同様にする。蒸し煮時間は10～15分。

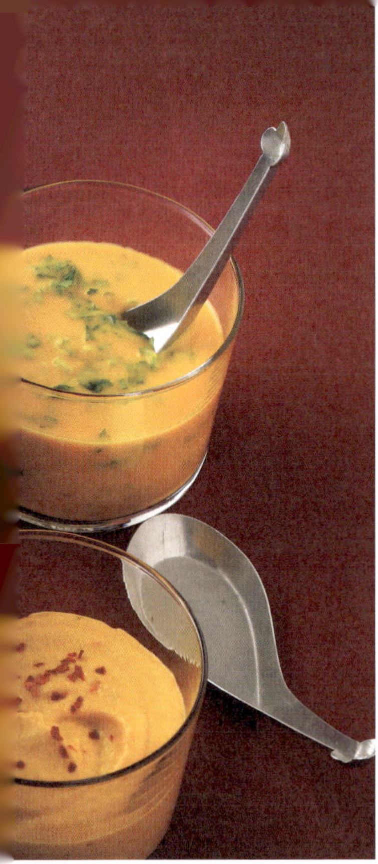

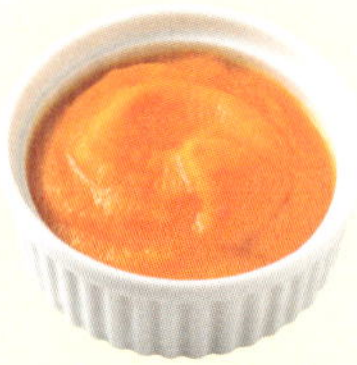

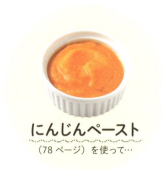

にんじんペースト

（78 ページ）を使って…

アレンジ

にんじんペーストが個性豊かな
2種のソースに。

カキと豆腐の エスニックなべ

塩分 1.5g

1 人分　351kcal

にんじん＆ピリ辛ごまだれ

にんじんペースト（78 ページ）
……100g
練り白ごま……大さじ 2
おろしにんにく……少量
ナンプラー……小さじ½
とうがらし（刻む）……少量

作り方

1 土なべに a を入れて 20 分おく。

2 カキは水で洗い、豆腐は一口大に割る。白菜は大きめにざくざくと切り、エリンギは縦半分に切る。

3 たれの材料はそれぞれ混ぜ合わせる。

4 1 を中火にかけ、煮立ったら 2 を加え、ふたをして蒸し煮にする。火が通ったら、3 のたれをつけて食べる。

食レポ 酸味のきいたパクチーだれと、ピリ辛のごまだれ。ベース（にんじんペースト）が同じとは思えないほど個性的で、どちらもくせになりそうな味でした。

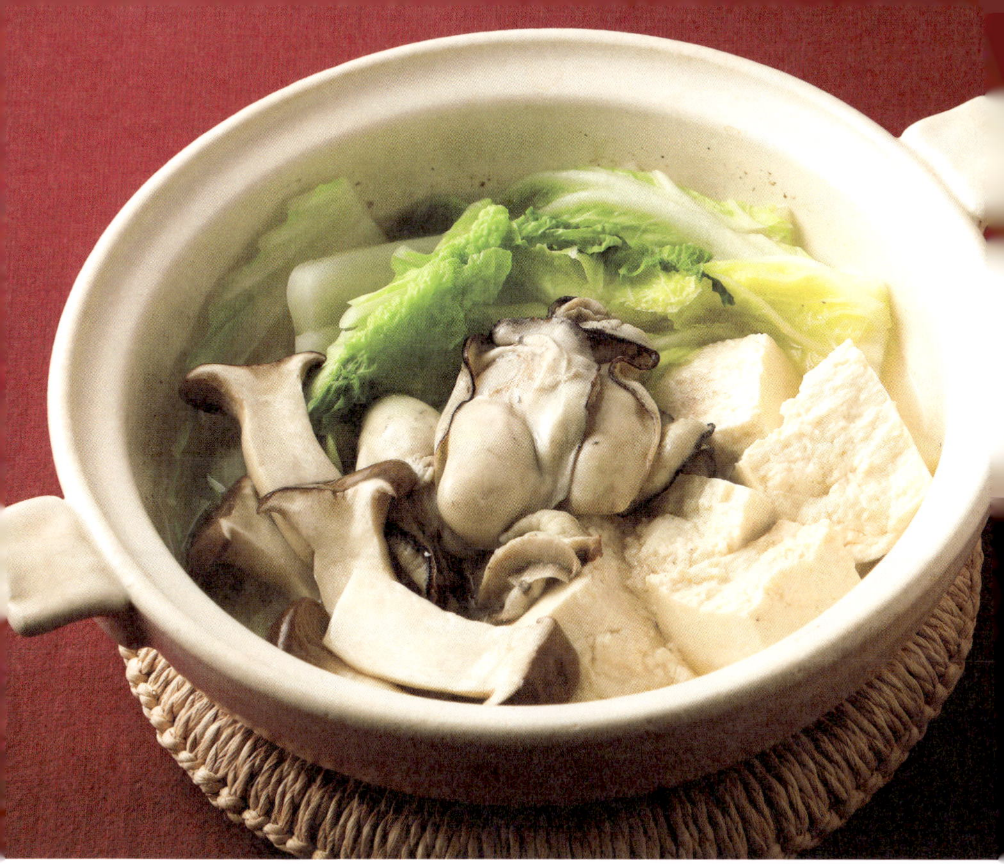

材料／作りやすい分量（1人分×4回）

生ガキ（むき身）……100g

もめん豆腐……1丁（300g）

白菜……⅛個（300g）

エリンギ……2本（100g）

a

- こんぶ……3×3㎝1枚
- 水……1¼カップ
- にんにく（薄切り）・しょうが（薄切り）……各1かけ
- レモングラス（ドライ・20ページ）・ライムリーフ（ドライ、あれば・20ページ）……各少量

にんじん＆パクチーだれ

にんじんペースト（78ページ）……100g

プレーンヨーグルト……50g

レモン果汁……大さじ1

香菜《しゃんつぁい》（7～8㎜に刻む）……6本

減塩 note

にんじんの甘味を生かしつつ、
まったく違う味わいのソースに。
なべ以外にも、ハンバーグや
ポークソテーなどの
肉料理にもよく合う。

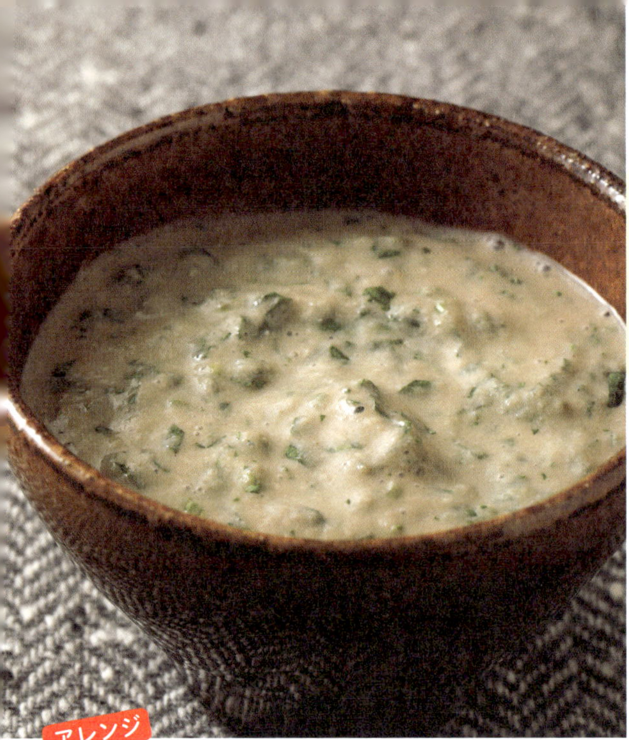

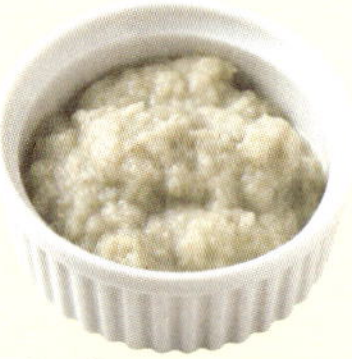

ごぼうペースト

（79 ページ）を使って…

塩分 **0.3g**

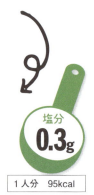

アレンジ

シャキシャキの春菊がたっぷりの〝食べる〟スープ。

ごぼうと春菊のポタージュ

1人分　95kcal

材料／2人分

ごぼうペースト（79 ページ）
……¾カップ
春菊……30g
無調整豆乳……¾カップ
塩……ミニスプーン¼
こしょう……少量
しょうゆ……小さじ¼

作り方

1 春菊は軸の方から細かく刻む。

2 なべにごぼうペーストを入れ、中火にかける。煮立ったら1を加え、混ぜながらひと煮する。

3 豆乳を加えて混ぜ、塩、こしょう、しょうゆで調味する。煮立ち始めたら火を消す。

減塩 note

春菊を入れることで香りと
異なる歯ざわりをプラス。
豆乳を加えたら、
吹きこぼれないように注意する。

食レポ　豆乳でのばしたごぼうペーストはなめらか。一方、春菊は歯ごたえがしっかり残っていて、おもしろい組み合わせのスープ。

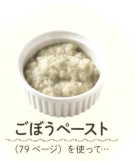

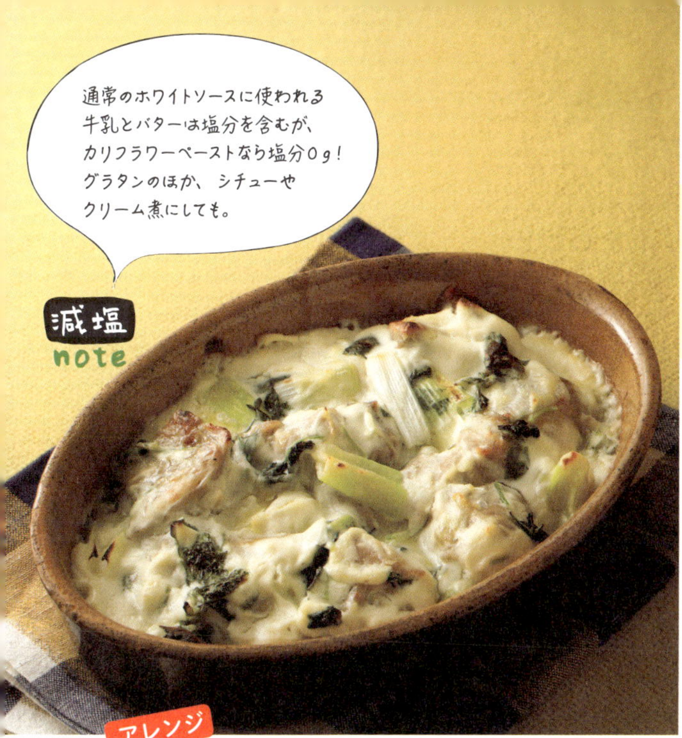
通常のホワイトソースに使われる
牛乳とバターは塩分を含むが、
カリフラワーペーストなら塩分0g！
グラタンのほか、シチューや
クリーム煮にしても。
減塩
note

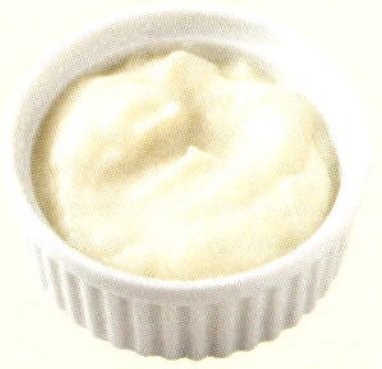

カリフラワーペースト
（79ページ）を使って…

塩分
0.5g

アレンジ

カリフラワーペーストをホワイトソース代わりに。

鶏もも肉のカリフラワーグラタン

1人分　390kcal

材料／2人分

- 鶏もも肉……200g
- 塩……ミニスプーン⅓
- こしょう……少量
- ねぎ……⅘本（100g）
- 三つ葉……40g
- オリーブ油……大さじ½
- カリフラワーペースト（79ページ）……150g
- クリームチーズ……50g
- バター……大さじ½（6g）

作り方

1 鶏肉は一口大のそぎ切りにし、塩、こしょうをもみ込む。

2 ねぎは縦半分に切ってから2cm長さに切る。三つ葉は3～4cm長さに切る。

3 フライパンにオリーブ油を中火で熱し、1の両面をこんがりと焼く。2を加えてさっといためる。

4 なべにカリフラワーペーストを入れて中火で温め、クリームチーズを加えてなめらかになるまで混ぜる。

5 グラタン皿に3を入れて4をかけ、バターをのせる。220～230℃に予熱したオーブンで10～15分、こんがりとなるまで焼く。

食レポ　カリフラワーペーストはなめらかで自然な甘さ。クリームチーズのこくに、香りのよい三つ葉と甘いねぎが意外な好相性でした。

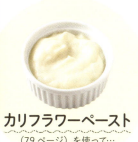

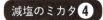

減塩のミカタ④

ナトリウムとカリウム

ナトリウムと食塩相当量

この本では、食塩相当量のことを「塩分」と称しています。食塩とはナトリウム（Na）と塩素（Cℓ）が結合した塩化ナトリウムのことです。もともと食品には広くナトリウムが含まれ、このナトリウムを何年にもわたってとりすぎるほど、血圧がじわじわと上がってきます。そこで、この本のような料理のレシピや加工食品の栄養表示では、摂取量の目安となるように、食品中のナトリウム量を食塩に換算した食塩相当量として算出し（下記）、示しています。これが塩分というわけです。

食塩相当量の算出法

食塩相当量（g）＝ナトリウム量（mg）×2.54÷1000

カリウムの多い食材

カリウムは体内のナトリウムを体外に排出させやすくする働きがあるため、高血圧予防のためには積極的にとりたい栄養素です。[※1]

カリウムは野菜や芋、果物などに多く含まれます。しかし、水にとけやすいため、食材を煮たり、ゆでたりすると中からとけ出してしまいます。芋類や根菜は比較的カリウムが流出しにくく、煮た場合の流出量は20%ほどですが、葉野菜をゆでると45%ほどが流出します。[※2]

※1　腎臓の機能が低下している人は、血中のカリウムが増えるとリスクを生じる可能性があるため、カリウムの摂取量が制限されます。
※2「日本食品標準成分表2015年版（七訂）」の「調理による成分変化率の食品群・区分別一覧表」より

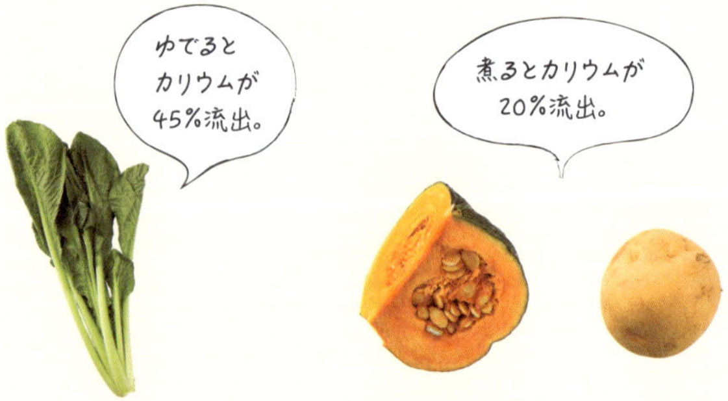
ゆでると
カリウムが
45%流出。
煮るとカリウムが
20%流出。

PART

5

きのこ・豆・海藻のおかず

きのこや豆、海藻は、野菜とは異なる食感や味わいを楽しめます。
1年じゅう手に入りやすく、比較的価格も安定した食材なので、
減塩レシピのレパートリーがあると安心です。

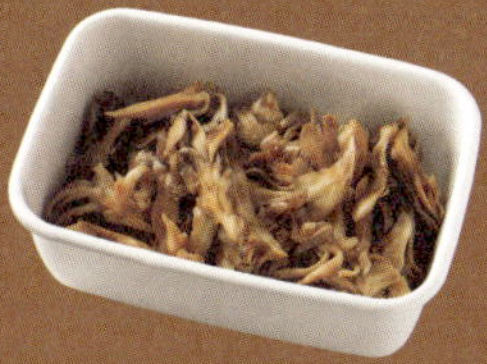

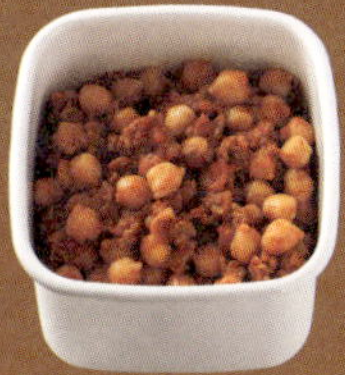

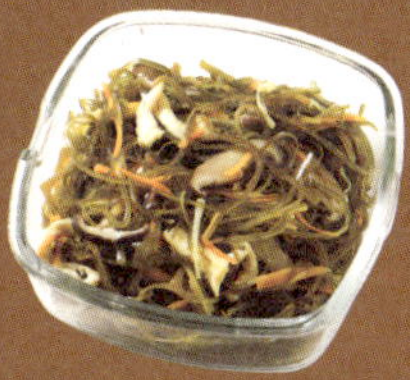

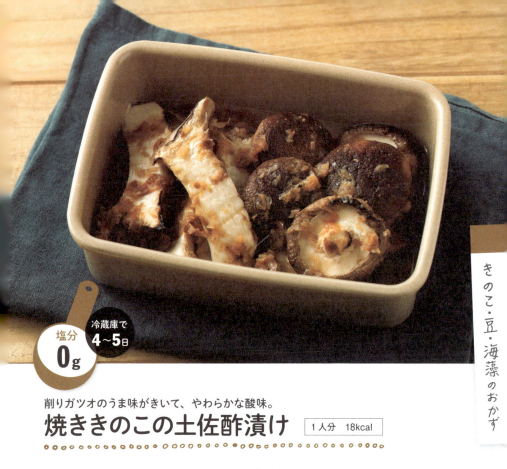

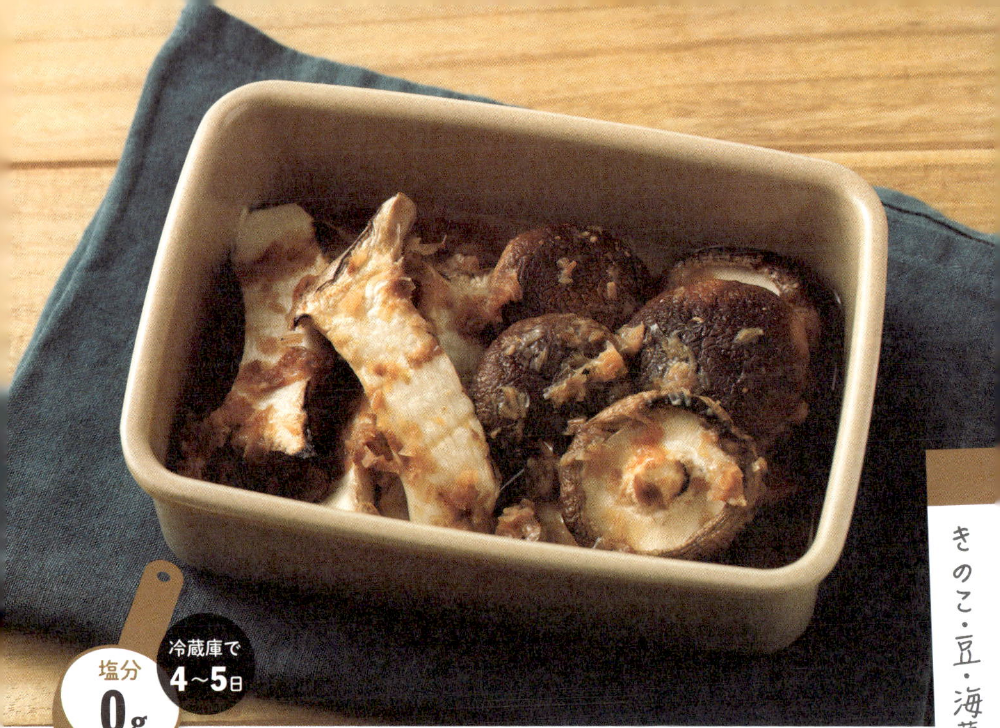

塩分 **0g**

冷蔵庫で **4～5日**

削りガツオのうま味がきいて、やわらかな酸味。

焼ききのこの土佐酢漬け

1人分　18kcal

材料／作りやすい分量（1人分×4回）

エリンギ……2本（100g）

生しいたけ……5～6個（100g）

a（土佐酢）
- こんぶカツオだし……¼カップ
- 酢……¼カップ
- 削りガツオ……5g

作り方

1 エリンギは縦半分に切る。しいたけは軸を切り除く。

2 1を魚焼きグリルで5～6分焼いて火を通し、保存容器に入れる。

3 なべにこんぶカツオだしと酢を入れて中火にかける。煮立ったところに削りガツオを加えてひと煮し、2にかける。

減塩 note

きのこをグリルで
香ばしく焼くと、
水分が適度に減って
うま味が凝縮される。

食レポ グリルで焼いたきのこの香りがいい。酸味のきいただしが削りガツオにからんで、きのこにしみ込んでいます。

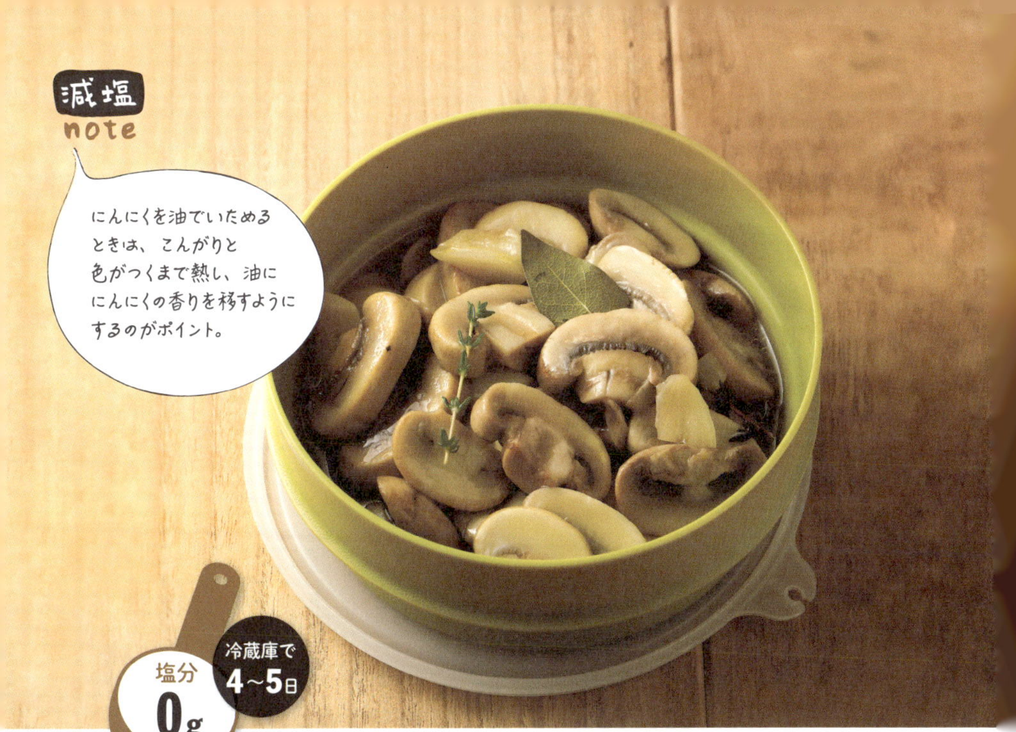
減塩 note
にんにくを油でいためるときは、こんがりと色がつくまで熱し、油ににんにくの香りを移すようにするのがポイント。
塩分 0g
冷蔵庫で 4~5日

にんにくをいためて、じっくり香りを引き出す。

マッシュルームのオイル煮

1人分　117kcal

材料／作りやすい分量（1人分×4回）

マッシュルーム……200g

a
- オリーブ油……大さじ4
- にんにく（つぶす）……½かけ
- ロリエ……½枚
- タイム（生）……少量

作り方

1 マッシュルームは石づきを切り除き、7〜8㎜厚さに切る。

2 フライパンにaを入れ、弱火にかける。にんにくがこんがりとなったら1を加え、中火にする。

3 ふたをして、ときどき混ぜながら5〜6分、マッシュルームがしんなりとなるまで煮る。

食レポ 最初「塩があれば…」と思うものの、ゆっくり噛《か》むうちにマッシュルームのうま味がだんだんと感じられ、おいしくなります。

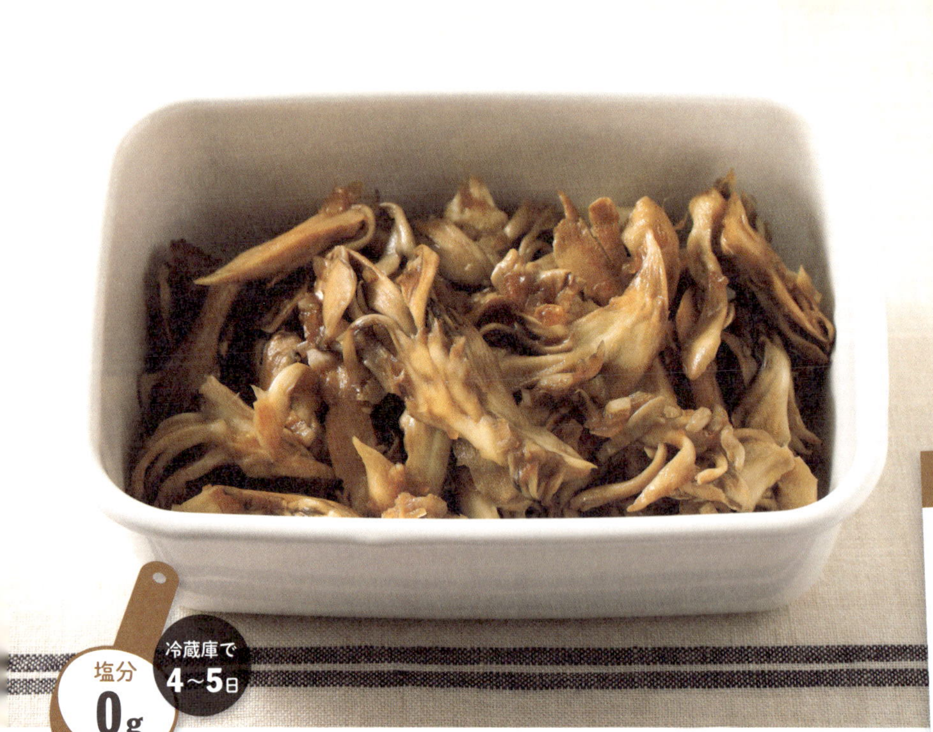

塩分 0g

冷蔵庫で 4〜5日

フルーツのような風味があるバルサミコ酢を使って。

まいたけのバルサミコ酢いため

1人分　50kcal

材料／作りやすい分量（1人分×4回）

- まいたけ……2パック（250g）
- 玉ねぎ……¼個（50g）
- にんにく……½かけ
- オリーブ油……大さじ1
- バルサミコ酢……大さじ2

作り方

1 まいたけは食べやすい大きさに手で裂く。

2 玉ねぎ、にんにくはみじん切りにする。

3 フライパンにオリーブ油、にんにくを入れて中火で熱し、香りが立ったら玉ねぎを加えていためる。しんなりとなったら1を加えて軽くいため、バルサミコ酢を加えてふたをする。2〜3分蒸し煮にして、まいたけがしんなりとなったらふたをとり、汁けをとばす。

減塩note

みじん切りの玉ねぎがまいたけ全体にからんで深みのある味わいに。玉ねぎをしっかりいためると、うま味と甘味がアップする。

食レポ　オリーブ油＋バルサミコ酢の相性はバツグン。まいたけに玉ねぎのうま味とにんにくの風味がしみ込んでいます。つけ合わせによさそう。

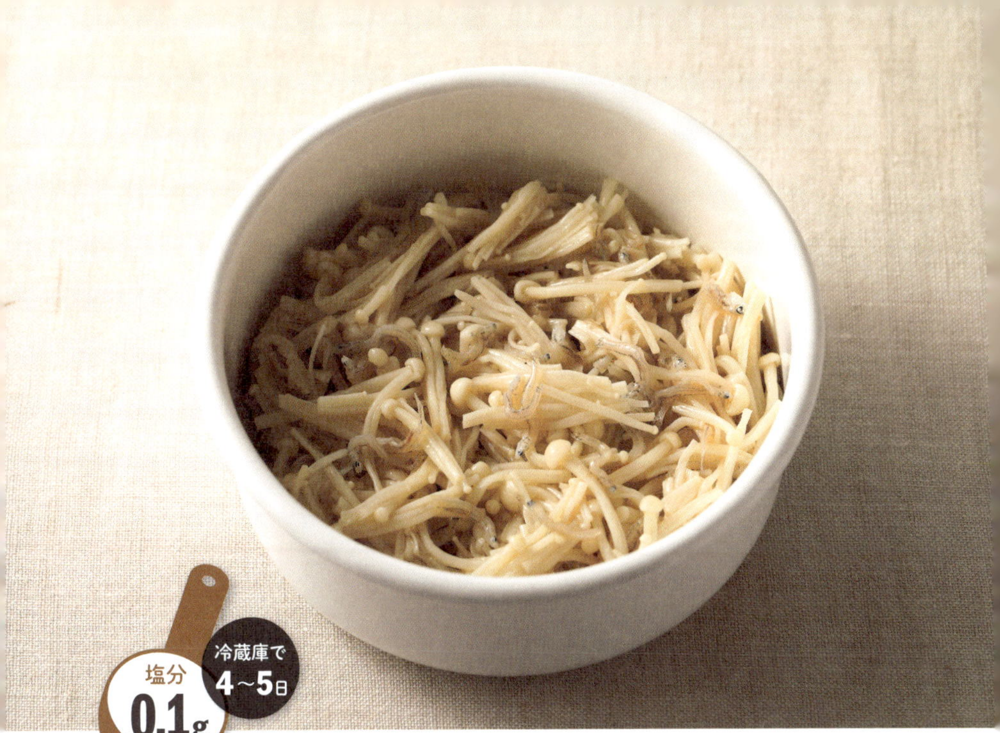

塩分
0.1g

冷蔵庫で
4〜5日

ちりめんじゃこの塩けで大満足。

えのきたけのじゃこ酢煮

1人分　18kcal

材料／作りやすい分量（1人分×4回）

えのきたけ……小1袋（150g）
ちりめんじゃこ……大さじ2（8g）
酢……大さじ2
みりん……小さじ1

減塩
note

ちりめんじゃこの塩分は、
大さじ1（4g）あたり約0.3g。
その塩けと食感をアクセントに。
みりんには、砂糖にはない
うま味があり、じゃこの塩けを
引き立てる。

作り方

1 えのきは石づきを除き、長さを半分に切って根元をほぐす。

2 なべに酢、みりんを合わせて中火にかけ、煮立ったところにじゃこを入れてひと煮し、1を入れる。すぐにふたをして2〜3分煮る。

3 えのきがしんなりとなったら全体を混ぜ、火を消す。

食レポ
ちりめんじゃこの食感と塩分が、酢の中で際立っていました。
「すっぱい、でもちょっとしょっぱい」で、どんどん食べたくなります。

塩分 0.2g
冷蔵庫で 4～5日

牛肉&トマトのうま味が、ごはんにもパンにも合います。

ひよこ豆のチリトマト煮

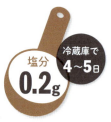

1人分　230kcal

材料／作りやすい分量（1人分×4回）

- ひよこ豆（ゆで）……250g
- 牛ひき肉……100g
- 玉ねぎ……½個（100g）
- にんにく……1かけ
- オリーブ油……大さじ1
- a
  - チリペッパー（34ページ）……少量
  - チリパウダー……大さじ1
- b
  - トマト水煮缶（カット）……½缶（200g）
  - 水……½カップ
  - ロリエ……1枚
  - 赤とうがらし……1本

作り方

1 玉ねぎ、にんにくはみじん切りにする。

2 フライパンにオリーブ油、にんにくを入れて中火にかけ、香りが立ったら玉ねぎを加える。しんなりとなったら牛ひき肉を加えてさらにいためる。

3 肉に火が通ったら、ひよこ豆、aを加えていため、香りが立ったらbを加える。煮立ったら弱火にして、ときどき混ぜながら汁けがほとんどなくなるまで煮る。

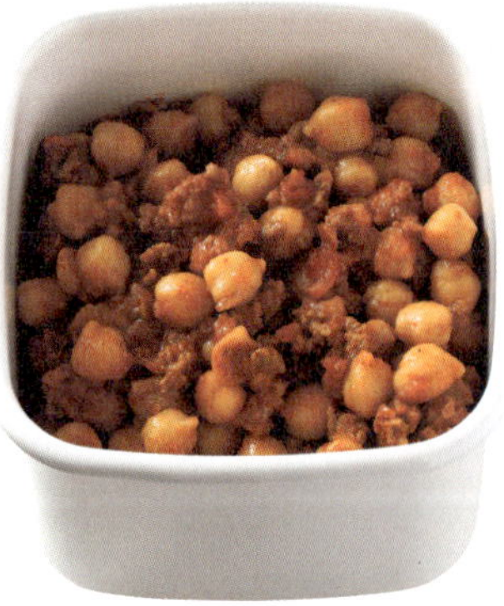

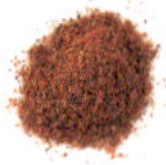

食材memo

チリパウダー

チリペッパーを中心にオレガノ、クミンなどが入ったミックススパイス。少量の塩分も含まれる。

減塩note

粉状のスパイスは
加熱する途中で加え、
さっといためるのがポイント。
加熱が足りないと
粉っぽさが残るので、
香りが立つのを確認して。

食レポ ひき肉のうま味とひよこ豆の食感で食べごたえがあります。子どもから大人まで好まれる味。オムレツの具にしてもおいしそう。

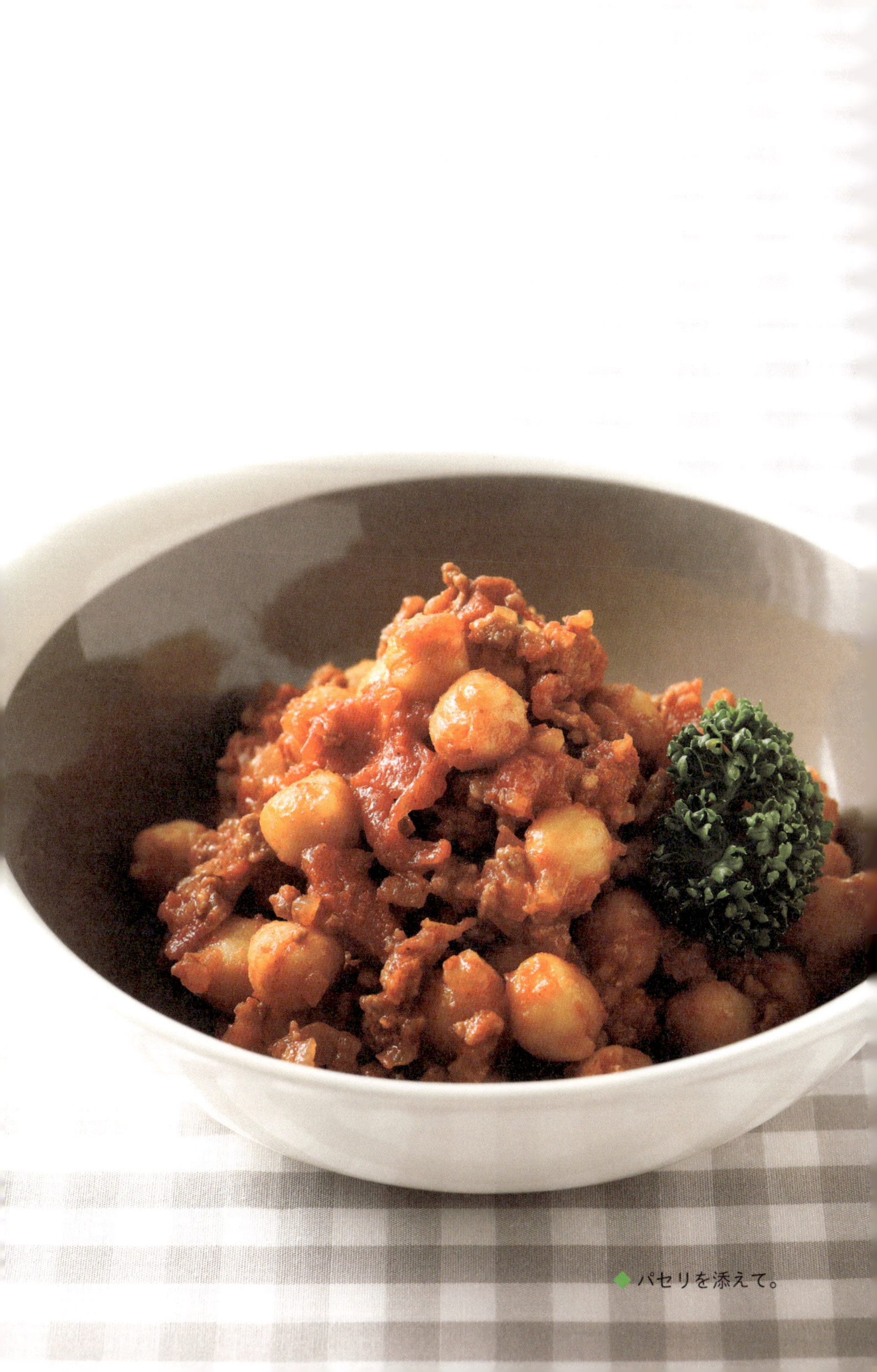

◆パセリを添えて。

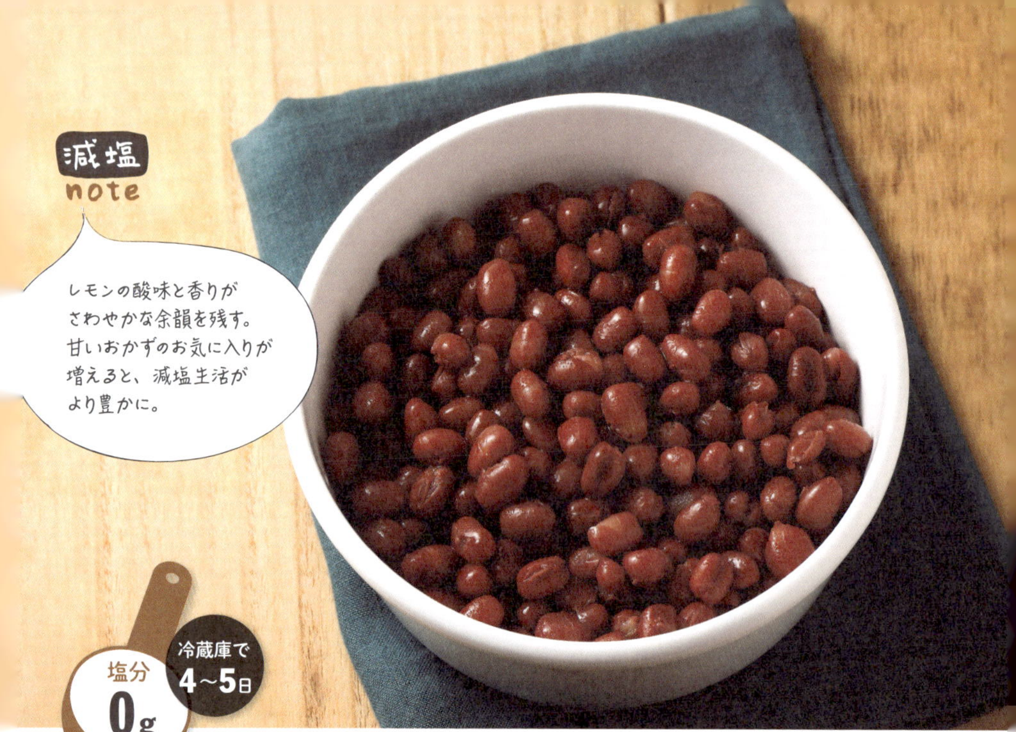
減塩
note
レモンの酸味と香りが
さわやかな余韻を残す。
甘いおかずのお気に入りが
増えると、減塩生活が
より豊かに。
塩分
0g
冷蔵庫で
4～5日

レモンでさっぱり、大人味の豆の煮物。

あずきの白ワインレモン煮

1人分　205kcal

材料／作りやすい分量（1人分×4回）

あずき（できれば大納言）……乾150g
白ワイン……1 ¼カップ
砂糖……75g
レモン果汁……大さじ1

作り方

1 あずきはさっと洗ってなべに入れ、たっぷりの水を加えて中火にかけ、一度ゆでこぼす。再びたっぷりの水を加えて中火にかけ、アクを除きながら40～50分、やわらかくなるまでゆでる。

2 湯を捨て、白ワインを注いで再び中火にかける。煮立ったら弱火にし、砂糖を3回に分けて加え混ぜる。

3 火を消し、あら熱がとれたらレモン果汁を加える。

食レポ あずき×白ワインが好相性でびっくり。普通の甘煮にはないさわやかさがくせになりそう……！でも、カロリーはしっかりあるので食べすぎ注意ですね。

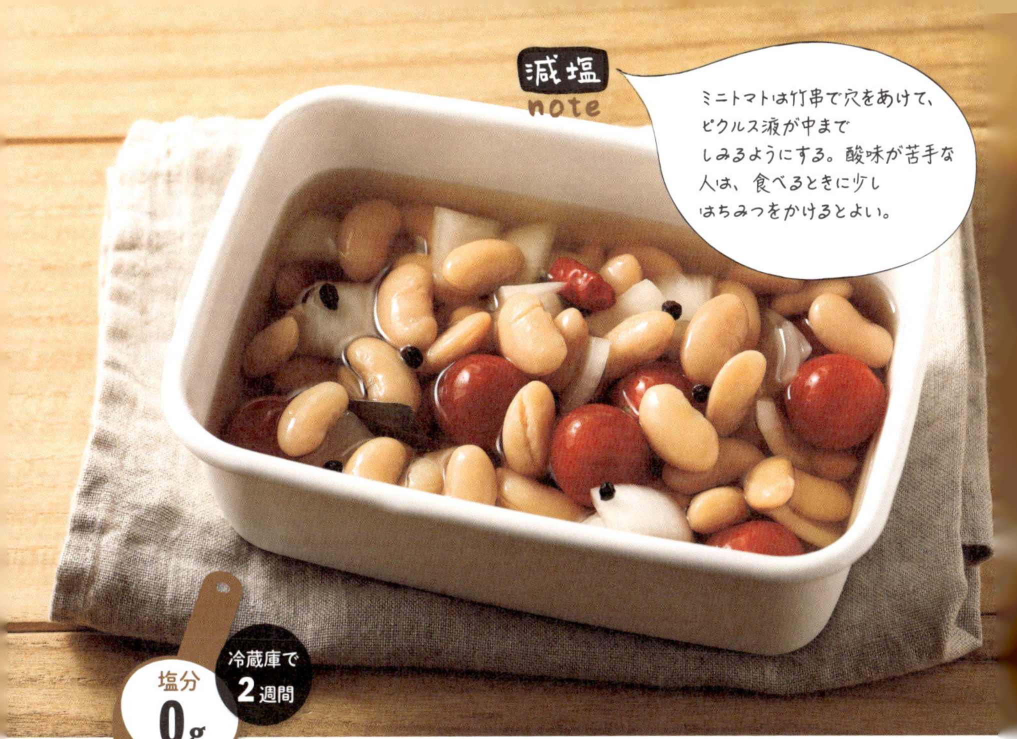

減塩 note

ミニトマトは竹串で穴をあけて、ピクルス液が中までしみるようにする。酸味が苦手な人は、食べるときに少しはちみつをかけるとよい。

塩分 0g

冷蔵庫で 2週間

淡泊《たんぱく》な白いんげん豆をさっぱり味に。

白いんげん豆のピクルス

1人分　74kcal

材料／作りやすい分量（1人分×4回）

白いんげん豆（ゆで）……150g
ミニトマト……100g
玉ねぎ……小½個（80g）

a
- 酢……½カップ
- 水……¾カップ
- ロリエ……1枚
- 赤とうがらし……1本
- 粒黒こしょう……少量

作り方

1 なべにaを入れて中火にかける。ひと煮立ちしたら火を消し、保存容器に移してさます。

2 ミニトマトは全体に5～6か所、竹串で刺す。玉ねぎは1.5cm角に切る。

3 なべに白いんげん豆とかぶるくらいの水を入れて中火にかけ、2分ほど煮立てる。玉ねぎを加えたらすぐに湯をきって1につける。

4 3がさめたらミニトマトを加える。

食レポ　甘く煮た白いんげん豆の印象が強いせいか、予想以上の酸味。赤とうがらしと黒こしょうも存在感あり、辛党向けのピクルスです。

塩分 0.3g
冷蔵庫で 4〜5日

ごま油の風味がよく、やさしい味わい。

切りこんぶのいり煮

1人分　37kcal

材料／作りやすい分量（1人分×4回）

切りこんぶ……生100g
干ししいたけ……2枚
しょうが……½かけ
にんじん……⅕本（25g）
油揚げ……½枚（10g）
ごま油……大さじ½
a　こんぶカツオだし……½カップ
　　みりん……小さじ1

作り方

1 干ししいたけは水でもどして軸を切り除き、細切りにする。

2 しょうが、にんじんは細切りにする。油揚げは細切りにして熱湯にさっと通して油抜きをする。

3 切りこんぶはざっくりと食べやすく刻む。

4 フライパンにごま油を中火で熱し、2、3をいためる。にんじんがしんなりとなったら1、aを加え、落としぶたをする。煮立ったら少し火を弱め、ときどき混ぜながら汁けがほとんどなくなるまで煮る。

減塩note

それぞれの歯ざわりが心地よい食材の組み合わせがポイント。煮汁をしっかり煮含ませて。

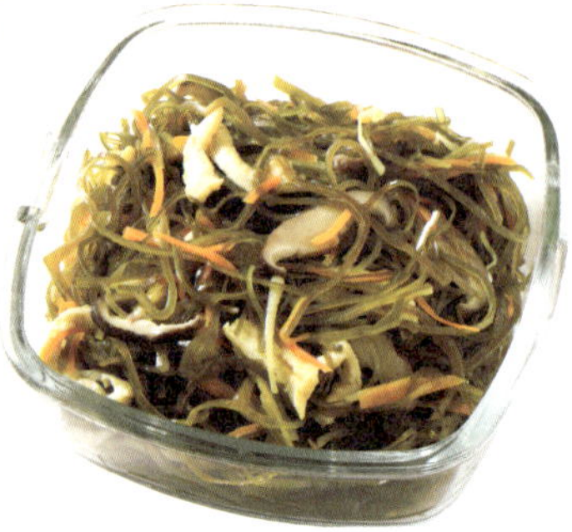

食レポ　全体にやさしい味の中、しょうがの香りと干ししいたけのうま味と食感がオツなアクセントになっていました。

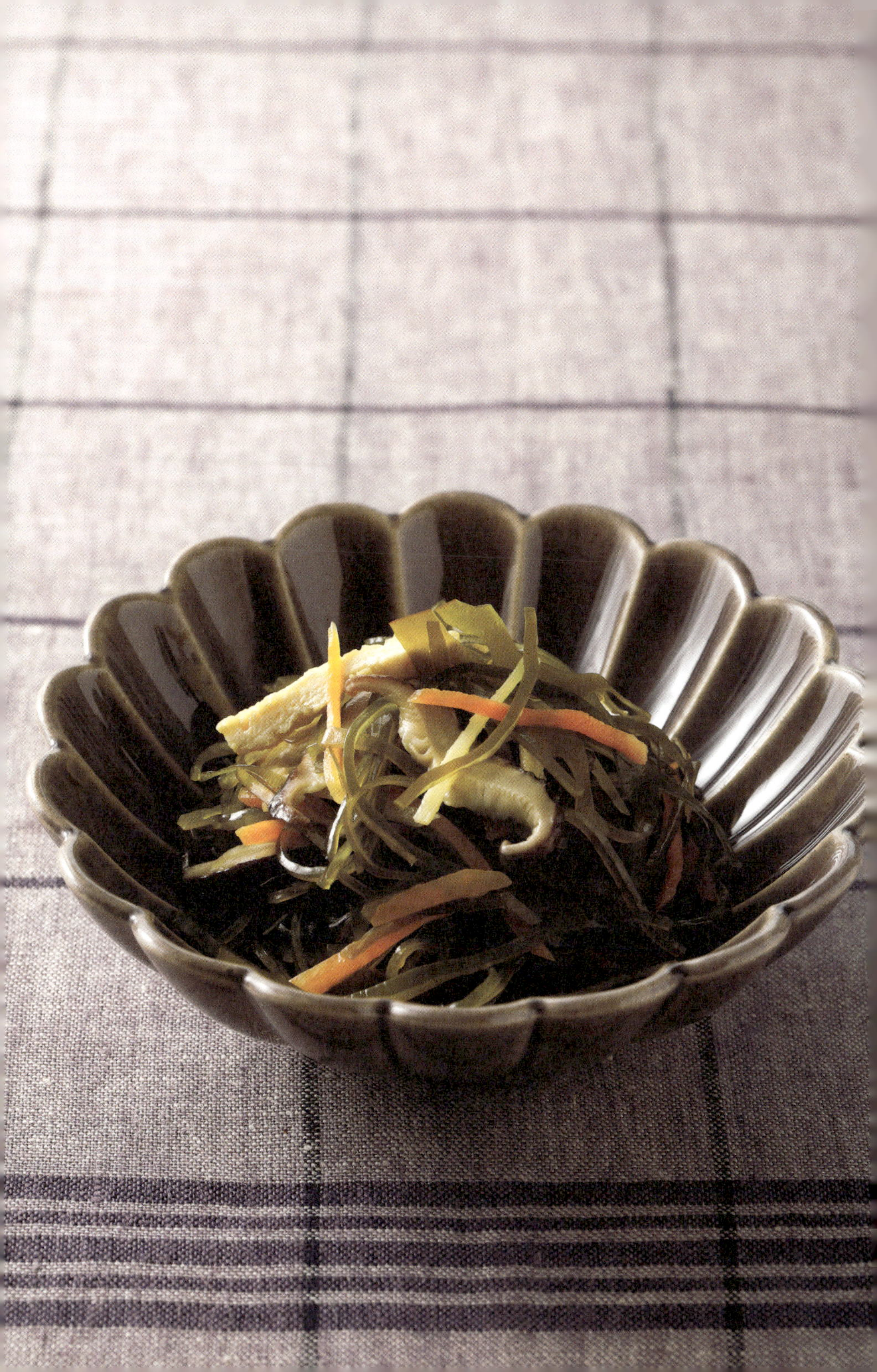

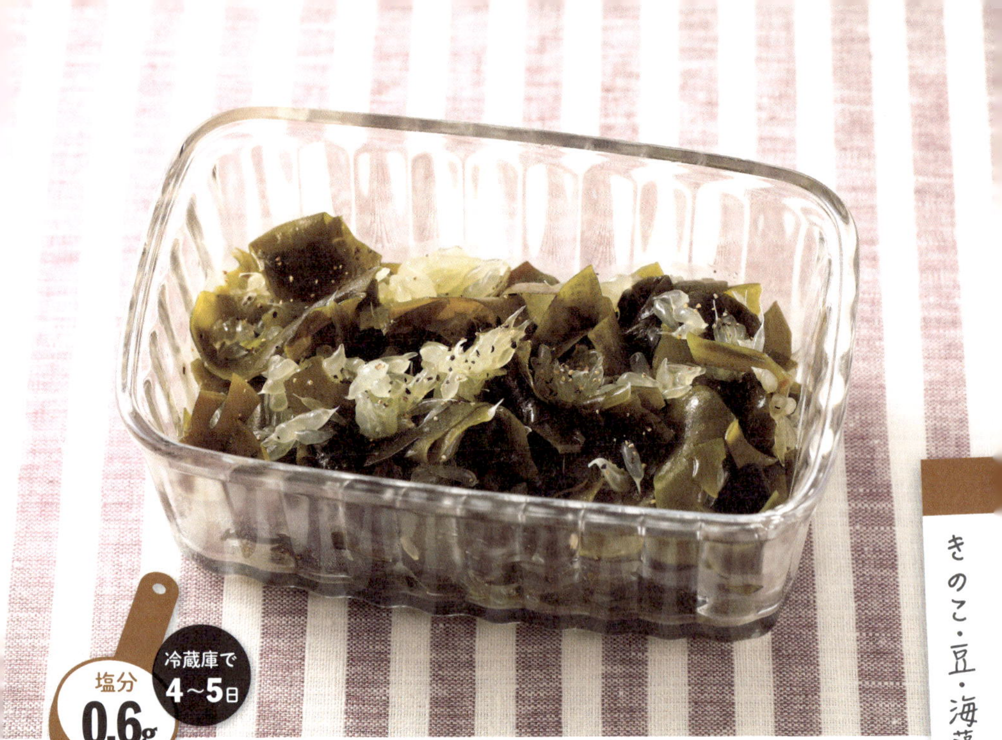

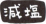

塩分 0.6g

冷蔵庫で 4~5日

洋風さっぱり味のわかめが新鮮。

わかめの酢煮 グレープフルーツ入り

1人分　44kcal

材料／作りやすい分量（1人分×4回）

- カットわかめ……乾10g
- グレープフルーツ……½個（150g）
- オリーブ油……小さじ2
- 酢……½カップ
- レモン果汁……大さじ1
- あらびき黒こしょう……少量

作り方

1 わかめは水でもどし、水洗いして水けを絞る。

2 グレープフルーツは薄皮をむき、果肉を大きめにほぐす。

3 フライパンにオリーブ油を中火で熱し、わかめをいためる。油がよくなじんだら酢を加え、煮立ったら2を加えてひと煮立ちさせ、レモン果汁、こしょうを加える。

減塩 note

酢にレモン果汁、グレープフルーツの果肉を合わせることで、適度な酸味と甘味が出る。

食レポ　和のイメージが強いわかめに、オリーブ油の香りと柑橘《かんきつ》の酸味、甘味が意外に合う。グレープフルーツの果肉がジューシーでうれしくなります。

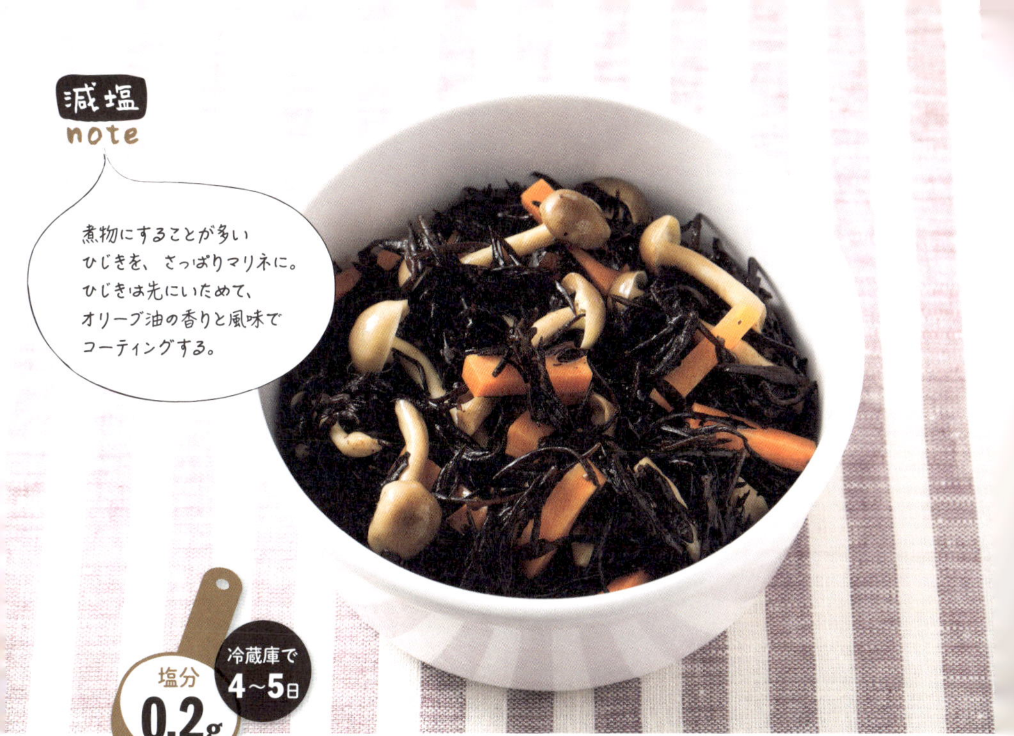

減塩 note

煮物にすることが多い
ひじきを、さっぱりマリネに。
ひじきは先にいためて、
オリーブ油の香りと風味で
コーティングする。

塩分 0.2g

冷蔵庫で 4〜5日

味つけは酢だけ。素材の味と食感を感じましょう。

ひじきのマリネ

1人分　49kcal

材料／作りやすい分量（1人分×4回）

芽ひじき……大さじ4（乾20g）
しめじ類……小1パック（80g）
にんじん……⅓本（40g）
a
- 酢……½カップ
- 水……¼カップ
- こしょう……少量

オリーブ油……大さじ1

作り方

1 ひじきは水に20分ほど浸してもどし、洗いして水けをきる。

2 しめじはほぐす。にんじんは短い細切りにする。

3 なべにaを入れて中火にかけ、ひと煮立ちさせる。

4 フライパンにオリーブ油を入れて中火で熱し、1をいためる。油がなじんだら2を加えてさっといため、3につける。

食レポ　オリーブ油の香りと酢でさっぱり。ひじきのやわらかさ、きのこのうま味、にんじんの甘味を噛《か》みしめました。

資料

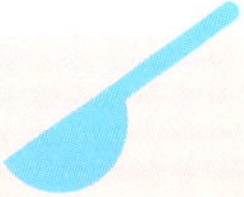

調味料と加工食品の塩分一覧

おもな調味料／小さじ１杯（5mℓ）あたり

調味料	塩分量
食塩	5.9 g
あら塩（並塩）	4.3 g
精製塩	5.9 g
濃い口しょうゆ	0.9 g
うす口しょうゆ	0.9 g
淡色辛みそ	0.7 g
赤色辛みそ	0.7 g
麦みそ	0.6 g
マヨネーズ	0.1 g
ウスターソース	0.5 g
中濃ソース	0.3 g
トマトケチャップ	0.2 g
ナンプラー	1.4 g
豆板醤	1.0 g
オイスターソース	0.7 g
めんつゆ（3倍希釈タイプ）	0.6 g
ポン酢しょうゆ	0.4 g

おもな加工食品

加工食品	量	塩分量
イクラ	大さじ１（18g）	0.4 g
タラコ	大さじ１（15g）	0.7 g
明太子	大さじ１（15g）	0.8 g
かまぼこ	１切れ（８g）	0.2 g
ウインナーソーセージ	１本（20g）	0.4 g
ベーコン	１枚（17g）	0.3 g
ロースハム	１枚（10g）	0.3 g
梅干し（塩漬け）	１個（16g）	3.5 g
たくあん漬け	10 g	0.4 g
キムチ	10 g	0.2 g
高菜漬け	10 g	0.6 g
ザーサイ	10 g	1.4 g
うどん（ゆで）	１袋（200g）	0.6 g
中華めん（ゆで）	１玉（210g）	0.4 g
食パン（６枚切り）	１枚（60g）	0.8 g
ロールパン	１個（30g）	0.4 g
フランスパン	10cm（75g）	1.2 g

「日本食品標準成分表2015年版（七訂）」の「資料（５mℓ成分表）」および『食品と栄養のカロリー事典　改訂版』（女子栄養大学出版部）による。

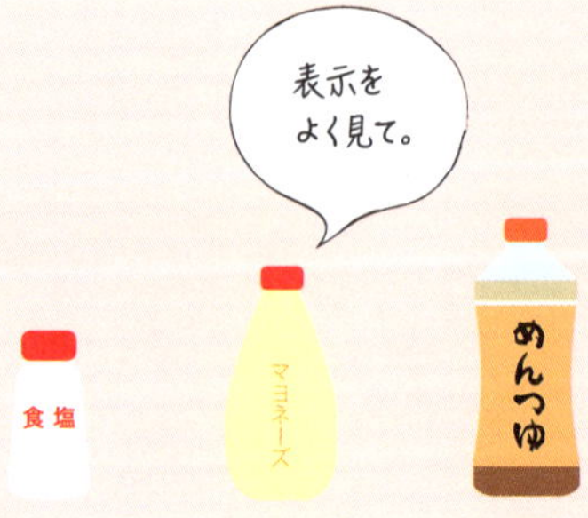
表示を
よく見て。
食塩
マヨネーズ
めんつゆ

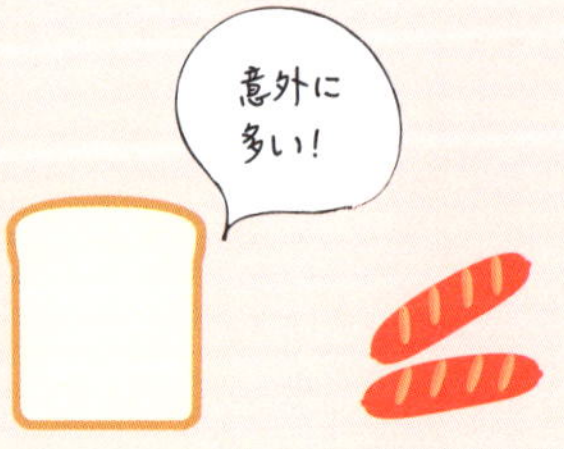
意外に
多い！

data

PART

6

作りおきおかずで献立

1食あたり
0.2~0.7g

この本でご紹介している作りおきおかずを
組み合わせた減塩献立です。

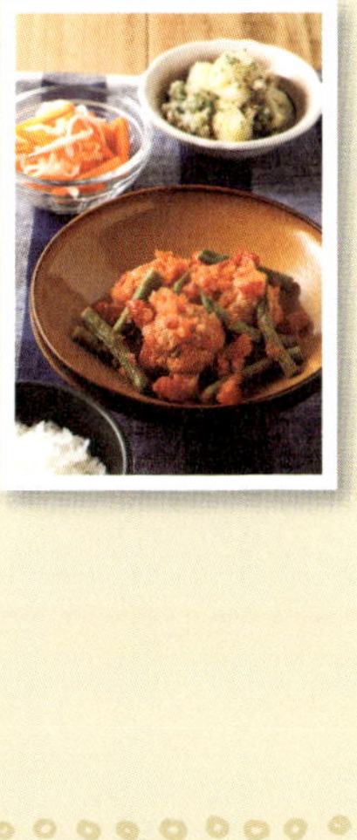

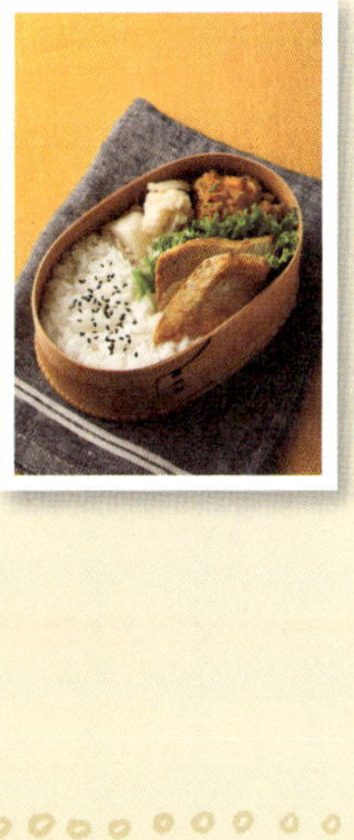

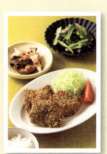

献立 1

ボリューム満点！

「豚ひき肉団子のトマトソース煮」が主菜のメニュー

塩分 **0.2g**

1人分 634kcal

menu

- **豚ひき肉団子のトマトソース煮**
（作り方 14 ページ）

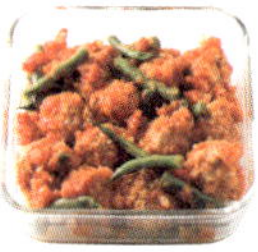

- **にんじんと切り干し大根のサラダ**
（作り方 61 ページ）

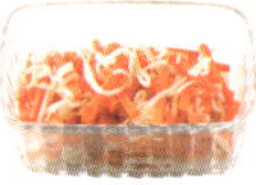

- **じゃが芋とツナのこしょうあえ**
（作り方 70 ページ）

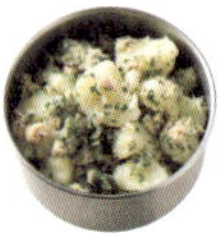

- **ごはん**（1人分 150 g）

組み合わせ memo

みそ汁などの汁物は塩分が高くなるため、減塩の献立にはとり入れにくいもの。その点、ジューシーな肉団子なら汁物がなくても食べやすい。じゃが芋とトマトソースの相性もよいので、いっしょに食べるのもよい。

「にんじんと切り干し大根のサラダ」は塩分0g。酢＋オリーブ油でさっぱりしているので、全体の味のバランスが整う。

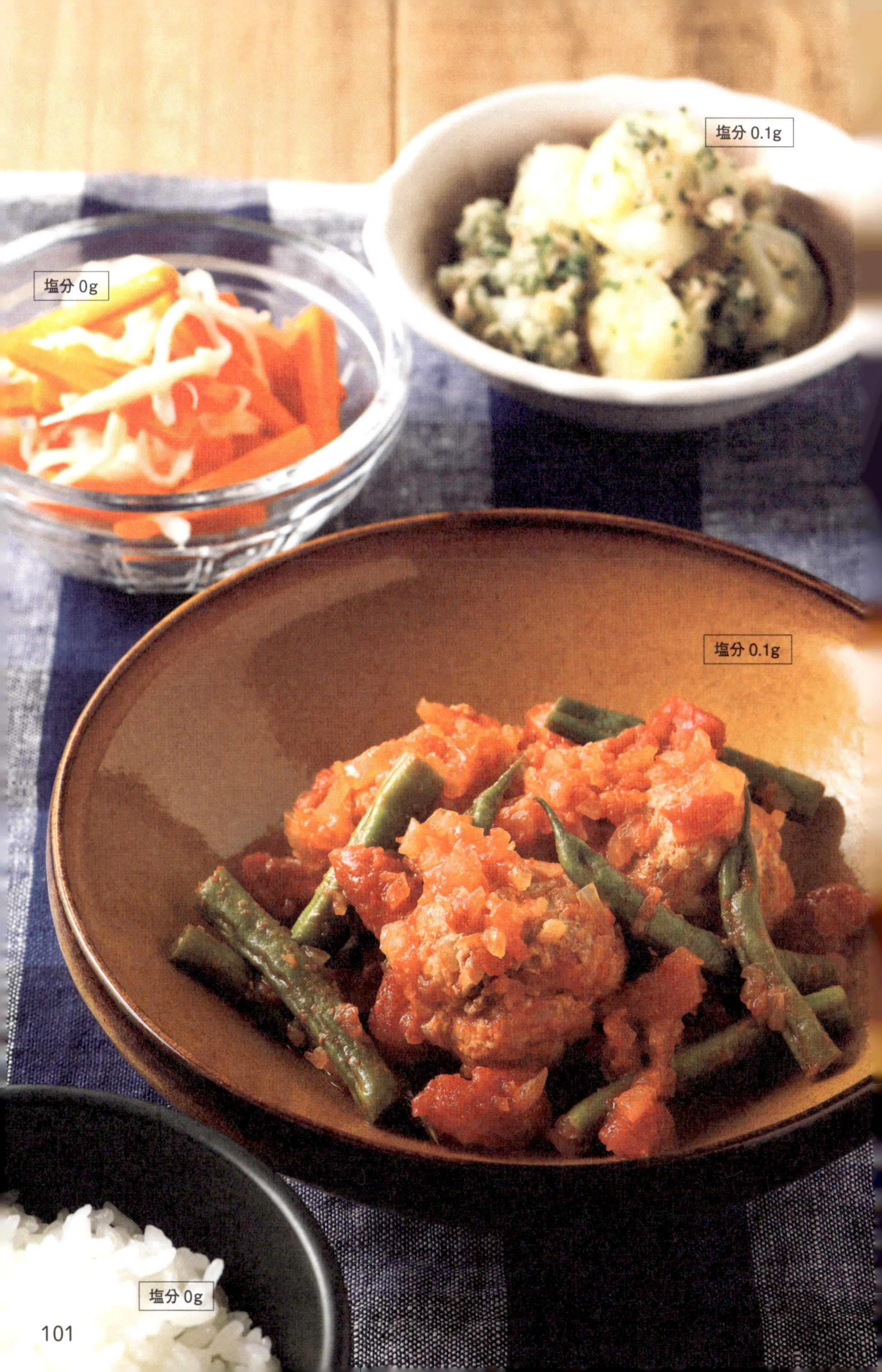
塩分 0.1g
塩分 0g
塩分 0.1g
塩分 0g

献立
2

揚げ物で満足!

「マスタード牛カツ」が主菜のメニュー

塩分
0.5g

1人分　629kcal

menu

- **マスタード牛カツ**

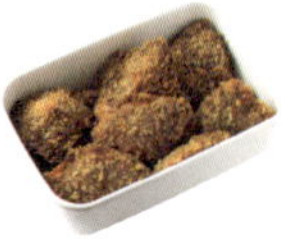

（作り方 22 ページ）

- **小松菜と干ししいたけのごまいため**

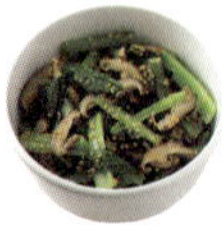

（作り方 56 ページ）

- **焼ききのこの土佐酢漬け**

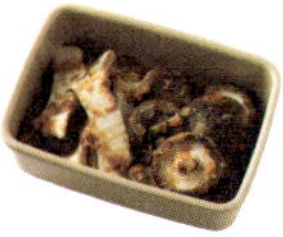

（作り方 86 ページ）

- **ごはん**（1人分 150g）

組み合わせ memo

マスタードのインパクトが強く、本書の中ではしっかり目の味つけの「マスタード牛カツ」がメイン。合わせる副菜は2つとも塩分0gのおかずをチョイス。

「小松菜と干ししいたけのごまいため」は、どんな主菜にも合わせやすいやさしい味わいの副菜。「焼ききのこの土佐酢漬け」は酸味の中にうま味が感じられるなど、3種3様の味わいがある。

・塩分合計の相違は計算上の端数処理によるものです。

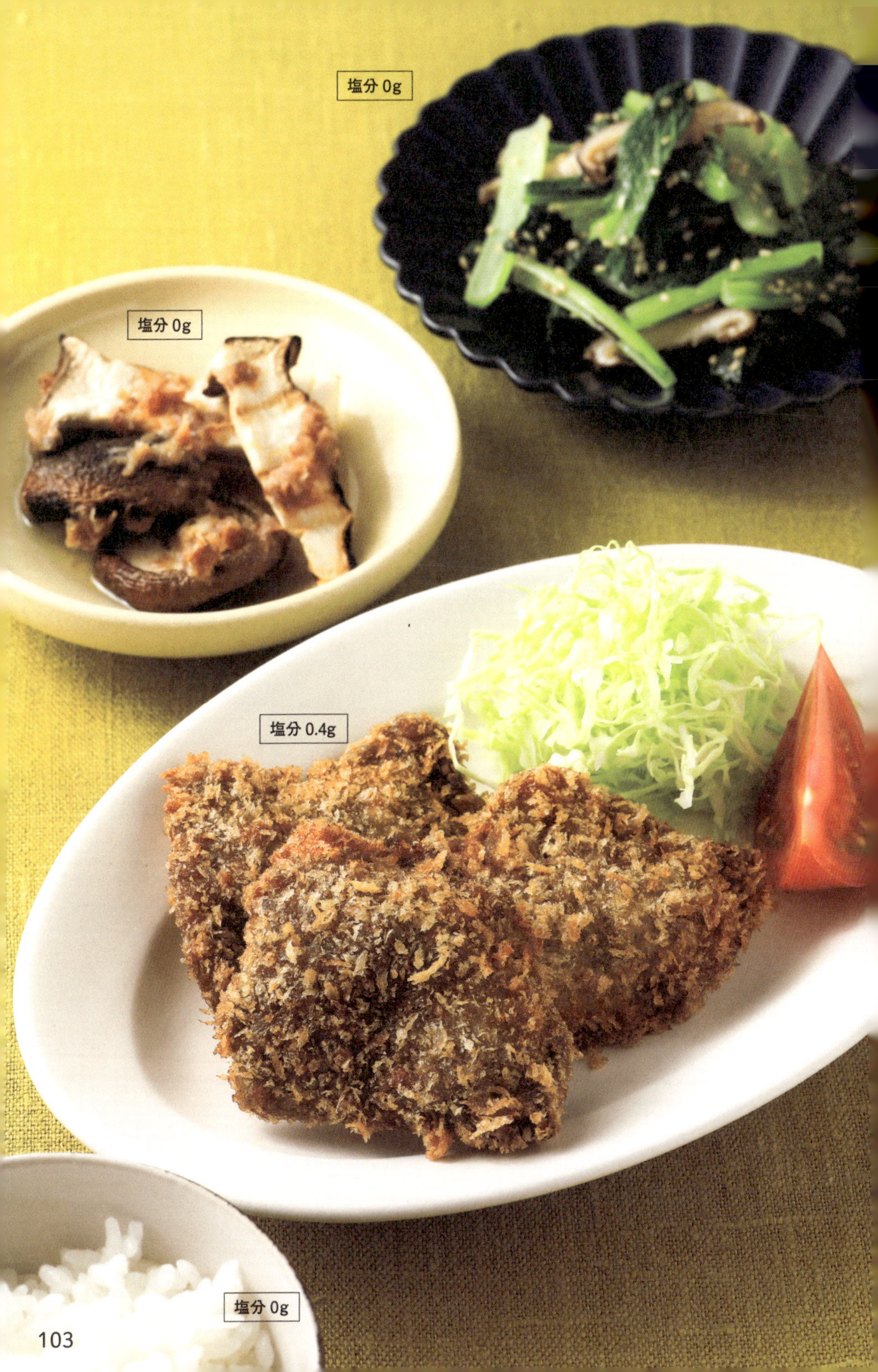
塩分 0g
塩分 0g
塩分 0.4g
塩分 0g

献立
3

今日はお弁当!

「カジキのタンドリー風」が主菜のメニュー

塩分
0.2g

1人分　557kcal

menu

- **カジキのタンドリー風**
（作り方 34 ページ）

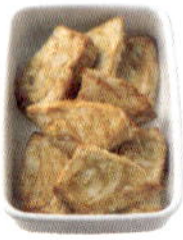

- **かぼちゃと香菜の黒酢サラダ**
（作り方 68 ページ）

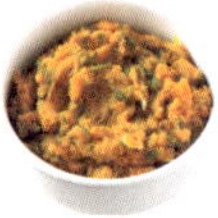

- **白い野菜の白ワインビネガー煮**
（作り方 64 ページ）

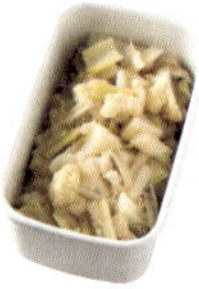

- **ごはん**（1人分 150g）

組み合わせ memo

昔ながらの魚料理には塩やしょうゆを使ったものが多いが、「カジキのタンドリー風」はカレー粉を使って低塩に。

お弁当なので、副菜にはさめても味がしっかり感じられる味つけのものを選ぶ。ごはんは塩分0gだが、梅干しやふりかけなど「ごはんのお供」といわれるものは総じて塩分が高め。今回は黒ごまをふって香ばしさをプラスした。

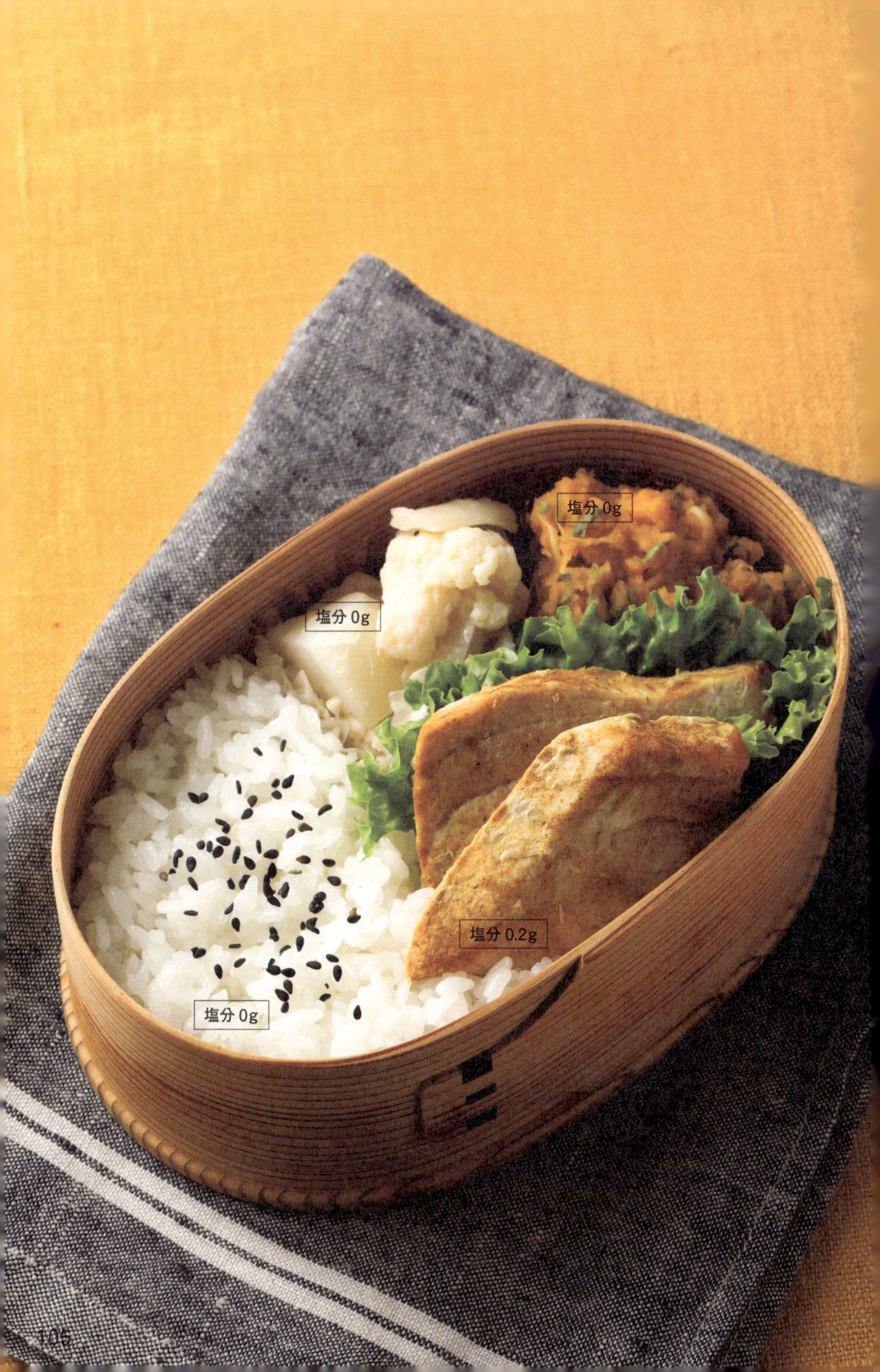

塩分0g
塩分0g
塩分0.2g
塩分0g

献立
4

「鶏ささ身のサテ」が主菜のメニュー

塩分
0.2g

1人分　473kcal

組み合わせ memo

マイルドな味わいの「鶏ささ身のサテ」に、味が強めの副菜を組み合わせた献立。副菜2つは塩分0gながら、調理によって食材の味がしっかり引き出されている。これぐらいトータル塩分が低いと汁物を加えても安心。

menu

- **鶏ささ身のサテ**
  （作り方 21 ページ） 塩分 0.1g

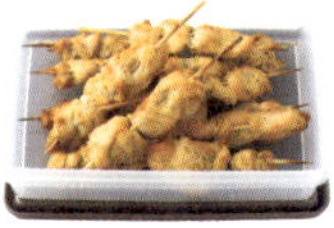

- **赤い野菜のハーブ蒸し煮**
  （作り方 62 ページ） 塩分 0g

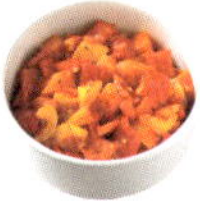

- **まいたけのバルサミコ酢いため**
  （作り方 88 ページ） 塩分 0g

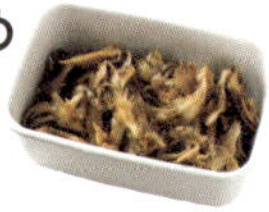

- **ごはん**（1人分 150g） 塩分 0g

献立
5

「サケの白ごま煮」が主菜のメニュー

塩分
0.5g

1人分　547kcal

組み合わせ memo

「サケの白ごま煮」は、クリーミーな練りごまの風味を存分に生かした主菜。水分もたっぷり含んでいるので、汁物がなくても食べやすい。「青梗菜とえのきのだし煮」は滋味深く、「ひじきのマリネ」の酸味がしっかり感じられて、メリハリのある献立になっている。

menu

- **サケの白ごま煮**
  （作り方 37 ページ） 塩分 0.2g

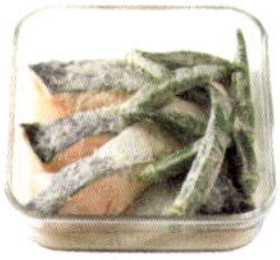

- **青梗菜とえのきのだし煮**
  （作り方 60 ページ） 塩分 0g

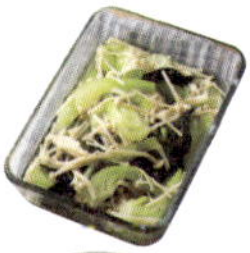

- **ひじきのマリネ**
  （作り方 97 ページ） 塩分 0.2g

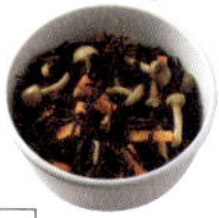

- **ごはん**（1人分 150g） 塩分 0g

献立 6

塩分 0.7g

「厚揚げの青じそそぼろいため」が主菜のメニュー

1人分　579kcal

組み合わせ memo

「厚揚げの青じそ鶏そぼろいため」は、鶏ひき肉のうま味と青じそのさわやかな風味が印象的な主菜。副菜は「黒ごま＋アスパラガス」、「さつま芋＋梅干し＋薬味」と、それぞれ素材の組み合わせが絶妙。

menu

- **厚揚げの青じそ鶏そぼろいため**
  （作り方 44 ページ）　塩分 0.3g

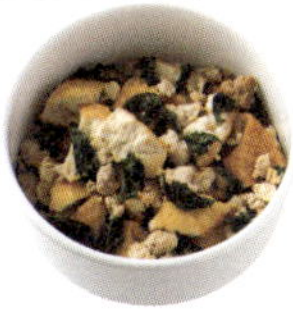

- **アスパラガスの黒ごま煮**
  （作り方 58 ページ）　塩分 0g

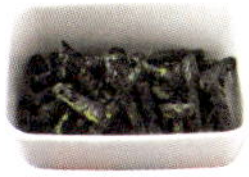

- **梅風味のさつま芋サラダ**
  （作り方 71 ページ）　塩分 0.4g

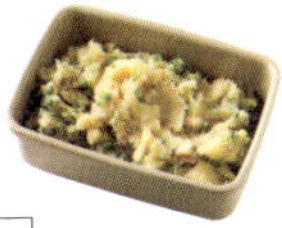

- **ごはん**（1人分 150g）　塩分 0g

献立 7

塩分 0.2g

「スパニッシュオムレツ」が主菜のメニュー

1人分　489kcal

組み合わせ memo

具だくさんの「スパニッシュオムレツ」は野菜のうま味たっぷり。副菜は、カレー味の大根に酸味のきいたピクルスと、それぞれ個性的な味が楽しめる。朝食向きの組み合わせ。ごはんをパン（6枚切り食パン1枚）に代えてもトータル塩分は1gに収まる。

menu

- **スパニッシュオムレツ**
  （作り方 48 ページ）　塩分 0.2g

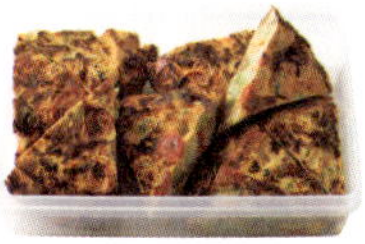

- **大根のトマトカレー煮**
  （作り方 59 ページ）　塩分 0g

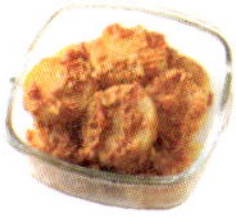

- **パプリカのピクルス**
  （作り方 67 ページ）　塩分 0g

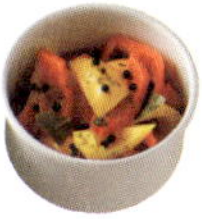

- **ごはん**（1人分 150g）　塩分 0g

栄養成分値一覧

「日本食品標準成分表 2015 年版（七訂）」（文部科学省）に基づいています。
同書に記載がない食品は、それに近い食品（代用品）の数値で算出しました。

- 特に記載がない場合は1人分（1回分）あたりの成分値です。
- 市販品は、メーカーから公表された成分値のみ合計しています。
- 数値の合計の多少の相違は計算上の端数処理によるものです。

ページ	料理名	塩分（食塩相当量）g	エネルギー kcal	たんぱく質 g	脂質 g	炭水化物 g	ナトリウム mg	カリウム mg	リン mg
14	豚ひき肉団子のトマトソース煮	0.1	250	14.8	16.1	10.4	49	530	138
16	豚ロース肉の薬味煮	0.1	222	14.9	16.0	1.9	33	324	143
17	豚ヒレ肉のごま衣焼き	0.2	137	17.8	6.3	1.2	76	342	197
18	チキンミートローフ	0.1	207	14.9	13.6	5.9	43	314	127
20	鶏手羽先の香り揚げ	0.3	197	14.2	14.5	0.2	108	175	115
21	鶏ささ身のサテ	0.1	94	17.7	1.6	1.4	54	331	178
22	マスタード牛カツ	0.4	318	18.7	20.4	12.2	170	298	187
24	牛肉のサワークリーム煮	0.1	380	17.6	30.6	6.8	52	423	185
28	サバのゆで漬け	0.5	276	14.3	21.5	3.3	194	430	186
30	タイの黒酢煮	0.2	177	17.5	7.7	6.5	90	645	217
32	アジの南蛮漬け	0.3	229	16.4	14.2	6.3	109	363	198
34	カジキのタンドリー風	0.2	133	15.9	6.5	1.3	97	391	223
36	サワラの衣揚げ　青のり風味	0.2	396	19.0	29.2	10.9	76	478	214
37	サケの白ごま煮	0.2	233	17.5	15.4	3.7	63	431	240
38	ブリのハーブソテー	0.1	221	17.2	15.6	0.6	26	331	106
39	タラとじゃが芋のカレーいため	0.3	166	19.0	3.4	13.9	112	661	267

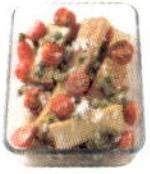 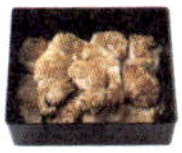 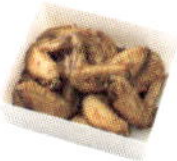 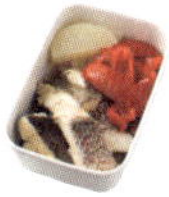 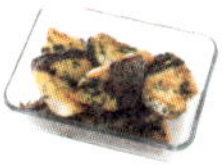

ページ	料理名	塩分（食塩相当量）g	エネルギー kcal	たんぱく質 g	脂質 g	炭水化物 g	ナトリウム mg	カリウム mg	リン mg
42	厚揚げとミニトマトのマリネ	0	166	8.5	11.5	4.8	5	192	127
44	厚揚げの青じそ鶏そぼろいため	0.3	173	11.3	13.1	0.9	101	154	126
45	厚揚げのおかか煮	0.1	122	9.2	8.5	1.5	54	134	128
46	豆腐のカレーソテー	0.2	131	8.1	7.6	7.4	63	334	132
47	大豆のハリハリ漬け	0.3	87	6.3	3.5	7.6	137	350	112
48	スパニッシュオムレツ	0.2	152	8.6	10.0	7.9	80	435	160
50	わかめのピカタ	0.4	85	3.8	5.7	4.6	156	101	58
51	ゆで卵のピクルス	0.2	111	7.1	5.2	6.0	79	168	112
54	いためなます	0	89	3.4	6.0	6.1	16	185	68
56	小松菜と干ししいたけのごまいため	0	42	1.7	3.3	3.2	6	116	43
57	セロリの酒粕煮	0.1	41	2.1	0.3	5.8	38	261	23
58	アスパラガスの黒ごま煮	0	55	2.7	3.8	4.1	17	188	69
59	大根のトマトカレー煮	0	63	1.0	3.2	8.1	19	366	37
60	青梗菜とえのきのだし煮	0.1	13	1.3	0.1	3.5	37	304	53
61	にんじんと切り干し大根のサラダ	0	54	0.9	3.1	5.8	12	122	16
62	赤い野菜のハーブ蒸し煮	0	77	1.5	3.3	11.8	9	388	46
64	白い野菜の白ワインビネガー煮	0	74	2.5	3.2	9.8	7	435	63
66	れんこんとごぼうのピクルス	0	47	1.0	0.2	10.1	9	159	41
67	パプリカのピクルス	0	22	0.5	0.1	4.3	2	108	12
68	かぼちゃと香菜の黒酢サラダ	0	98	1.5	2.3	17.9	6	359	44
69	キャベツのナムル	0	26	0.8	1.1	3.9	2	80	17

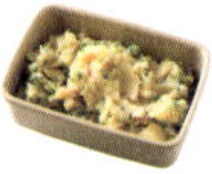 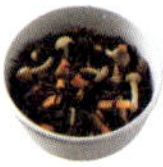 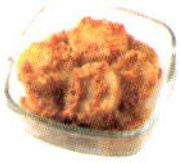 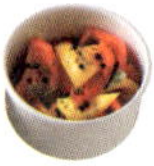 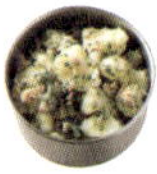

ページ	料理名	塩分（食塩相当量）g	エネルギー kcal	たんぱく質 g	脂質 g	炭水化物 g	ナトリウム mg	カリウム mg	リン mg
70	じゃが芋とツナのこしょうあえ	0.1	79	4.4	2.3	10.6	1	255	17
71	梅風味のさつま芋サラダ	0.4	99	1.1	1.2	21.3	150	368	35
72	長芋の黒こしょういため	0	57	1.5	1.7	9.1	2	276	19
73	里芋と実ざんしょうのだし煮	0.1	44	1.3	0.1	9.8	22	441	42
74	ねぎ塩レモンだれ	0.2	13	0.4	0.1	3.3	77	58	7
74	冷しゃぶのねぎ塩レモンだれかけ	0.2	94	6.4	5.9	3.9	91	225	67
75	ピリ辛赤パプリカだれ	0	84	0.9	6.2	6.7	2	179	22
75	野菜スティックの ピリ辛赤パプリカだれ添え	0	100	1.6	6.4	10.3	12	394	49
76	にら黒酢だれ	0	40	0.3	3.1	2.7	1	67	8
76	冷ややっこのにら黒酢だれがけ	0.2	148	10.2	9.4	5.1	90	277	173
77	パセリソース	0	89	1.2	8.4	2.4	12	88	28
77	カジキのソテーの パセリソースがけ	0.2	244	20.5	16.0	2.8	84	550	293
78	にんじんペースト（全量）	0.2	221	2.6	12.3	26.5	70	699	85
79	ごぼうペースト（全量）	0.1	180	1.6	12.2	16.9	52	474	53
79	カリフラワーペースト（全量）	0	193	7.1	12.3	17.3	16	989	159
80	カキと豆腐のエスニックなべ	1.5	351	21.5	19.7	28.0	586	1321	458
82	ごぼうと春菊のポタージュ	0.3	95	3.9	4.6	9.8	121	359	71
83	鶏もも肉のカリフラワーグラタン	0.5	390	20.6	30.1	7.5	209	656	239
86	焼ききのこの土佐酢漬け	0	18	2.5	0.2	3.3	12	174	55
87	マッシュルームのオイル煮	0	117	1.5	12.2	1.2	3	178	51
88	まいたけのバルサミコ酢いため	0	50	1.5	3.4	5.5	3	176	41

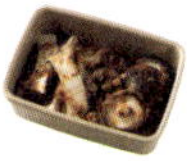 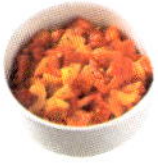 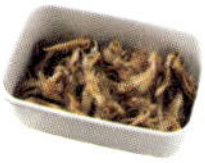 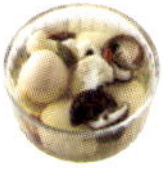 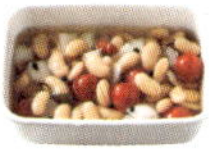

ページ	料理名	塩分（食塩相当量）g	エネルギー kcal	たんぱく質 g	脂質 g	炭水化物 g	ナトリウム mg	カリウム mg	リン mg
89	えのきたけのじゃこ酢煮	0.1	18	1.8	0.2	3.7	53	138	59
90	ひよこ豆のチリトマト煮	0.2	230	11.3	10.2	23.0	61	498	128
92	あずきの白ワインレモン煮	0	205	7.7	0.8	42.2	3	604	139
93	白いんげん豆のピクルス	0	74	3.7	0.5	13.1	3	274	69
94	切りこんぶのいり煮	0.3	37	1.2	2.4	4.6	103	282	24
96	わかめの酢煮 グレープフルーツ入り	0.6	44	0.9	2.2	5.6	240	69	15
97	ひじきのマリネ	0.2	49	1.1	3.3	5.5	96	425	28
100	献立1 「豚ひき肉団子のトマトソース煮」が主菜のメニュー	0.2	634	23.8	22.0	82.5	64	950	221
102	献立2 「マスタード牛カツ」が主菜のメニュー	0.5	629	26.7	24.3	74.4	190	632	336
104	献立3 「カジキのタンドリー風」が主菜のメニュー	0.2	557	23.7	12.4	84.7	112	1228	381
106	献立4 「鶏ささ身のサテ」が主菜のメニュー	0.2	473	24.5	8.7	74.3	68	938	315
106	献立5 「サケの白ごま煮」が主菜のメニュー	0.5	547	23.6	19.3	68.4	198	1203	371
107	献立6 「厚揚げの青じそ鶏そぼろいため」が主菜のメニュー	0.7	579	18.8	18.5	81.9	270	753	280
107	献立7 「スパニッシュオムレツ」が主菜のメニュー	0.2	489	13.9	13.8	76.0	103	952	260

検見﨑聡美

料理研究家・管理栄養士

赤堀栄養専門学校卒業後、料理研究家のアシスタントを務める。独立後はテレビや雑誌、書籍を中心に活躍。管理栄養士として生活習慣病の予防をテーマに数多くの書籍を手がけ、初心者でもおいしく作れるレシピには定評がある。

STAFF

調理アシスタント ● 大木詩子
撮影 ● 柿﨑真子
スタイリング ● 浜田恵子

企画・構成・編集 ● 船本麻優美
デザイン・イラスト ● 横田洋子
栄養価計算 ● 戌亥梨恵
校閲 ● くすのき舎

作りおきできる減塩おかず

2019年10月10日　初版第1刷発行
2022年 9 月20日　初版第2刷発行

著　者　検見﨑聡美
発行者　香川明夫
発行所　女子栄養大学出版部
〒170－8481
東京都豊島区駒込3-24-3
電話　03-3918-5411（営業）
03-3918-5301（編集）

URL　https://www.eiyo21.com
印刷・製本　凸版印刷株式会社

ISBN 978-4-7895-1912-0